AF611445

Le Diabète chez les Enfants

et les Adolescents

Contribution à l'étude du RÉGIME PARMENTIER

TOULOUSE
GIMET-PISSEAU, Édite[ur]
66 — Rue Gambetta — 66
1908

Le Diabète chez les Enfants

et les Adolescents

Contribution à l'étude du Régime Parmentier

Le Diabète chez les Enfants

et les Adolescents

Contribution à l'étude du RÉGIME PARMENTIER

TOULOUSE

GIMET-PISSEAU, Éditeur

66 — Rue Gambetta — 66

1908

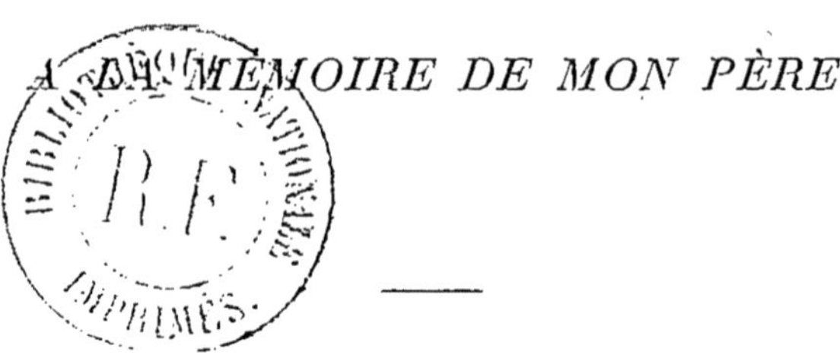

A LA MÉMOIRE DE MON PÈRE

A MA MÈRE

A MES AMIS

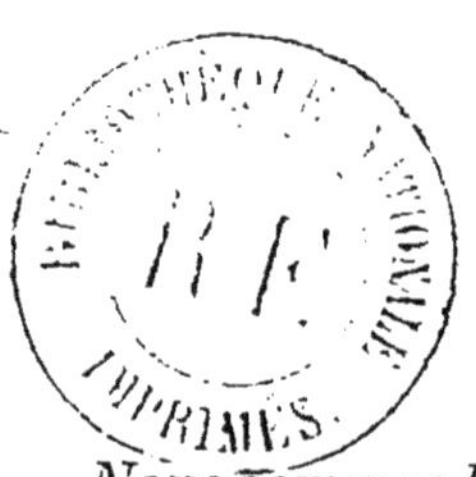

Nous sommes heureux de profiter d'un vieil usage qui permet au modeste candidat, à l'occasion de sa thèse, d'exprimer publiquement toute la reconnaissance qu'il doit à ses maîtres de la Faculté.

Nous devons témoigner à M. le professeur Mossé toute notre gratitude pour l'honneur qu'il nous a fait d'accepter la présidence de notre thèse. Qu'il veuille bien ici recevoir tous nos remerciements, lui dont le dévouement à ses élèves est inlassable et qui nous laissera le souvenir ineffaçable de ses leçons. Nous n'oublierons jamais la notion du devoir qu'il nous a toujours professé, devoir envers le malade, envers les confrères et envers la science elle-même.

Nous remercions vivement tous nos Maîtres de la Faculté des Sciences et de la Faculté de Médecine dont nous avons suivi les cours et qui ont cherché à nous communiquer leur savoir. Nous n'oublierons pas les leçons de M. le professeur Charpy, de M. le professeur Tourneux, de M. le professeur Soulié, non plus que celles de MM. les professeurs Abelous, Bardier, Aloy, Marie.

Nous conserverons toujours le souvenir des cours de M. le professeur André, de M. le professeur Baylac, de MM. les professeurs Tapie, Mériel, Bauby et du regretté professeur Labéda.

Nous ne pouvons oublier nos Maîtres des Cliniques des Hôpitaux de Toulouse qui ont cherché à compléter les notions reçues à la Faculté et à nous initier à la pratique de la médecine. Que M. le professeur Rémond, M. le professeur Audry, M. le professeur Cestan, M. le professeur Audebert, reçoivent l'assurance de notre parfaite reconnaissance.

Nous devons, enfin, associer à nos sentiments de gratitude et à nos remerciements les collaborateurs de nos Maîtres, MM. les Chefs de Clinique, MM. les docteurs Houiller, Sarda, Faget, Gilles, Fournier, Serr, dont les conseils ont été précieux pour nous.

INTRODUCTION

Etant stagiaire dans le service de M. le professeur Mossé, nous avons eu l'occasion de voir un cas de diabète grave chez un enfant de 10 ans. Ce cas nous a suggéré l'idée d'étudier cette grave affection chez les enfants et les adolescents et d'en remarquer les particularités. Nous avons rédigé les notes que nous avions prises sur ce sujet et nous leur avons donné la forme d'une étude générale que nous publions aujourd'hui. M. le professeur Mossé a bien voulu accepter cette étude comme sujet de notre thèse. Il a de plus poussé la bienveillance jusqu'à nous communiquer quelques observations inédites que nous sommes heureux de publier ici. Nous lui témoignons toute la reconnaissance possible des conseils et des encouragements qu'il n'a cessé de nous prodiguer au cours de notre travail.

M. le professeur agrégé Sorel, M. le docteur Améric, M. le docteur Séran, ont bien voulu nous communiquer chacun une observation et nous autoriser avec empressement à les publier. Nous les en remercions bien sincèrement, eux et M. le professeur Bézy auquel nous sommes redevables de la connaissance de ces cas de diabète.

Nous remercions aussi MM. les docteurs Boudaut et Ribis, ainsi que M. Fages, pharmacien, des importantes communications qu'ils nous ont faites.

GÉNÉRALITÉS

Le diabète est une affection des plus rares chez les enfants et les adolescents, du moins en France, car les statistiques des auteurs anglais et des auteurs allemands feraient supposer que la maladie est bien plus répandue dans ces pays. Si cette maladie est rare, elle n'en affecte pas moins un degré de gravité considérable, que ne contribuera pas à effacer la connaissance de quelques cas de guérisons. A cette occasion, nous sommes obligé de distinguer deux variétés de maladies dont les symptômes se tiennent absolument mêlés. Nous voulons parler de la glycosurie symptomatique et du diabète. Actuellement, bien des auteurs ne sont pas partisans de les confondre en une même affection, mais la difficulté se produit dès qu'il faut donner une définition exclusive qui permette de les distinguer.

Prout a défini le diabète sucré par ce symptôme : « Le diabète, dit-il, est une maladie dans laquelle l'état sucré des urines est le symptôme caractéristique ».

Claude Bernard a dit : « La glycosurie nous semble être le signe fondamental et pathognomonique du diabète. La glycosurie fugace et peu intense caractérise le diabète léger. La glycosurie intense accompagnée de son cortège de symptômes marque un diabète plus grave ». Cantani dit : « Je partage complètement l'opinion de Seegen, que toute glycosurie de quelque durée doit être considérée comme un diabète sucré au moins commençant ».

Bouchardot dit : « Le diabète est une maladie dans laquelle l'urine contient une proportion notable de sucre de fécule ».

Lecorché a fait remarquer qu'à prendre au pied de la lettre cette définition nous serions tous diabétiques, puisque Brucke, Bence Jones et d'autres ont montré que les urines normales contiennent de petites proportions de sucre. Aussi Claude Bernard a précisé : « L'état pathologique n'est constitué qu'autant que la production du sucre dépasse les oscillations physiologiques ordinaires ».

Ainsi donc, d'après tous ces auteurs, le diabète sucré serait une maladie caractérisée par une excrétion urinaire de glycose, l'excrétion glycosique dépassant un certain taux et caractérisée par la continuité.

La glycosurie serait seulement passagère. Elle s'accompagne des mêmes symptômes généraux sans passer à la chronicité. L'intensité de l'excrétion de glycose est souvent la même dans les deux cas.

Ce qui serait caractéristique surtout du diabète dans la période de vie qui nous occupe, ce serait surtout l'accentuation rapide des symptômes amenant vite un état général mauvais. Jamais la glycosurie ne conduit le sujet à un état de déchéance physique aussi prononcé que le fait le diabète.

La distinction absolue des deux affections n'est pas encore actuellement possible sans une étude approfondie du sujet.

Wegeli et les auteurs allemands qui ont étudié le diabète chez les enfants ont bien distingué deux formes de diabète : l'une, la forme légère, qui pourrait correspondre à la glycosurie simple, tandis que l'autre serait le diabète grave. La destruction aurait lieu par le traitement. Les glycosuries légères disparaissent par le régime, tandis que les diabètes graves persistent malgré lui. Ces auteurs ont été obligés de reconnaître qu'entre ces deux formes se produisaient des cas déroutant toute prévision. Aussi ne nous appartient-il pas de trancher la question.

Dans le cours de cette étude, nous aurons en vue l'étude des cas graves de diabète chez les enfants et les adolescents. Il est une autre question que nous poserons sans la résoudre non plus, c'est celle de l'existence des cas de diabète aigus évoluant en peu de jours et se terminant par la mort. Nous publions un cas de ce genre (Obs. I), mais nous ne pouvons pas affirmer la brièveté de la maladie qui a pu rester silencieuse et ignorée jusqu'au jour où ont éclaté les accidents aigus.

Nous traiterons une partie nouvelle dans ce travail à propos du traitement. Nous voulons parler de l'application du régime Parmentier préconisé par M. le professeur Mossé et appliqué au diabète des jeunes. Est-il besoin de dire ici que les résultats, comme toujours, ont été assez encourageants pour nous permettre d'affirmer que les bons effets obtenus chez l'adulte ont été retrouvés chez des enfants déjà âgés d'une dizaine d'années. Chez ceux-ci, comme chez les diabétiques plus âgés, d'après la théorie défendue par notre maître, M. le professeur Mossé, le régime Parmentier apporterait à l'organisme des hydrates de carbone — élément indispensable à la nutrition — non-seulement bien mieux utilisés que ceux contenus dans le pain, mais encore très utiles au malade par les sels alcalins (sels organiques de potasse) qu'il introduit dans l'économie.

HISTORIQUE

Nous n'avons pas l'intention, à propos du diabète chez les enfants, de refaire l'histoire du diabète depuis sa découverte par Thomas Willis en 1674. Bien que quelques cas célèbres de diabète aient été signalés chez les enfants vers cette époque par Marton et Rollo, le silence s'est fait depuis sur l'affection et nous devons arriver aux temps modernes.

L'étude du diabète chez l'enfant est relativement récente et avant M. Lecorché qui, en 1877, consacre à cette question quelques pages dans son *Traité du diabète,* les auteurs antérieurs ne s'y arrêtent pas ou signalent la possibilité du diabète chez l'enfant sans l'étudier.

A Redon, en 1877, revient l'honneur d'avoir tenté le premier de tirer du néant l'entité morbide caractéristique qui constitue le diabète sucré chez l'enfant.

Par un travail étendu et des recherches documentaires, il a pu établir quelques données sur un grand nombre d'observations recueillies en France et à l'étranger, surtout en Angleterre, où le diabète sucré est une maladie très répandue.

Peu après Redon, une autre thèse, celle de M. Leroux, reprend cette étude d'une façon complète et pour ainsi dire définitive. C'est de ce travail si documenté que partiront toutes les recherches ultérieures sur ce sujet et dont s'inspireront Rojas, en 1887, et Mlle Bieloousso f, en 1889.

C'est d'après Redon que le diabète infantile est étudié dans le *Manuel pratique des maladies de l'enfance* de d'Espines et Picot, en 1880, et dans le *Manuel des maladies de l'enfance* de Descroizilles.

Le *Traité* de Cadet de Gassicourt ne mentionne pas cette affection. Le *Traité des maladies de l'enfance* de Grancher et Comby contient un long article sur ce sujet, dont la rédaction a été précisément confiée à M. Leroux, qui y a consacré sa thèse.

On trouve peu de renseignements chez les auteurs étrangers : Seegen, Cantini (traduction Charnet, 1876), Senator (Ziemssens's Handbuch). Le traité de Vogel sur les maladies de l'enfance ne signale pas l'affection. Vegel publie quelques observations. West, dans la 6me édition de ses *Leçons sur les maladies des enfants* en publie deux personnelles.

Niedergesäss a publié à Berlin, en 1873 : *Dissertatio inauguralis - diabétes mellitus infantum.*

Külz. en 1878, dans le *Handbuch der Krankheiten* (Tubingen), a donné une monographie de la question accompagnée d'un index bibliographique.

A part quelques cas de diabète chez les enfants publiés de temps en temps dans les journaux médicaux, il n'y a pas eu depuis, à notre connaissance, d'autre travail fait exclusivement sur le diabète sucré, que les thèses de Caillol, en 1900, et, tout récemment, de Lazard, en 1907.

Nous signalerons, avant de terminer cet *entrevu* historique de la question, que le diabète insipide, qui peut se rattacher à certains égards, assez étroitement du diabète sucré, a été étudié dans la thèse de Lacombe, en 1841 ; par Lancereaux, en 1869 ; par Roger, en 1866 ; par Bouchut, en 1877, et, en dernier lieu, par L. Guinon, dans sa thèse de Paris, en 1889. Citons encore les noms de Lacombe, Neuffer, Strauss et Pain.

Disons, en terminant, que souvent le diabète insipide a été diagnostiqué à tort dans des polyuries symptomatiques de lésions rénales, complications d'autres affections.

Etiologie

Fréquence. — Le diabète sucré qui est une affection, partout assez communément observée chez l'adulte, se présente comme une exception et une rareté chez les enfants et les adolescents. Une notion seulement doit être mise en relief, c'est que depuis la thèse de Redon, qui a attiré l'attention sur la question, le nombre des cas publiés en France est resté toujours très restreint. Les statistiques que cet auteur a tirées des renseignements puisés en Angleterre et en Allemagne démontreraient, si elles étaient appliquées à la France, que le nombre des enfants ou adolescents diabétiques devrait être supérieur à 100 cas par an, et nous pouvons affirmer que le diabète est resté une affection rare. Rojas, Leroux, Mlle Bieloussof n'ont pu en réunir que quelques cas.

Caillol en a rapporté trois cas à Montpellier, qui ne sont point à l'abri de la critique, et ce sont les seuls cas, un en dix ans dans cette ville. A Toulouse, nous avons été plus heureux à ce point de vue, sans cependant sortir de la rareté.

M. le professeur Bézy, qui occupe depuis longtemps la chaire des Maladies des enfants à l'Hôtel-Dieu, n'a eu connaissance que de trois cas dans sa clientèle particulière, et M. le professeur Mossé en a vu un cas chez une petite fille de 14 ans, à la consultation de l'hôpital, et trois autres cas adressés par des médecins de la ville.

Le diabète sucré est une affection très rare chez les enfants : c'est du moins l'opinion qui ressort chez la plupart des auteurs. Ceux qui n'ont pas partagé cette manière de voir ont compris dans leurs statistiques nombre de cas de nourrissons athrepsiques, dont l'analyse sommaire des urines avait donné des résultats positifs sur la présence du glycose dans les urines.

Ces cas sont discutables : Un nourrisson à la mamelle s'alimentant de lait exclusivement laisse souvent filtrer dans ses urines une certaine quantité de lactose du lait maternel, lactose qui aura passé pour de la glycose. D'autre part, un nourrisson athrepsique est un être en état de consomption qu'on doit considérer comme un être soumis à l'inanition. Or, les expériences de Claude Bernard ont montré que la glycosurie se produisait régulièrement dans les derniers temps de l'inanition, d'où une nouvelle cause d'erreur.

Enregistrons l'opinion des auteurs. Parmi les médecins anglais, Venables admet la fréquence et l'explique par l'acidité du lait maternel qui donnerait une tendance à contracter la glycosurie.

C'est un essai d'explication de la dyscrasie arthritique héréditaire. Les cas signalés par cet auteur ont trait le plus souvent au diabète insipide, sauf un où il signale le diabète sucré. Prout, sur 700 cas de diabète n'en a vu que 13 cas de moins de vingt ans. West en a observé 5 cas entre 1859 et 1875 et a examiné plus de 16,000 enfants. Pavy, sur 1.360 cas de diabète, n'en a vu que 13 cas au-dessous de 10 ans.

Roberts en a vu 1 cas chez un enfant de trois ans. Cet auteur a publié, d'après le *Registrar General Reports*, le tableau des morts par diabète, de 1851 à 1860, dans toute l'Angleterre, qui comptait dix-neuf millions d'habitants : sur 3.032 hommes et 1,514 femmes qui sont morts du diabète, il a relevé :

	Avant 5 ans.	De 5 à 10 ans.	De 10 à 15 ans.	Total
Sexe masculin..	28	40	97	165
Sexe féminin...	23	42	78	143
	51	82	175	308

Howschip Dickinson a publié aussi un tableau, tiré du *Registrar General Reports,* pour les années de 1861 à 1870.

Sur 6,494 cas de mort par diabète, il a trouvé 4,271 hommes et 2,223 femmes.

	Avant 5 ans.	De 5 à 10 ans.	De 10 à 15 ans.	Total
Sexe masculin..	41	62	113	216
Sexe féminin...	33	52	87	172
	74	114	200	388

La distinction n'est pas faite entre les cas de diabète sucré et les cas de diabète insipide.

Redon a consulté le *Registrar General Reports* pour l'année 1874. Sur 1,003 cas de mort par diabète :

	Avant 5 ans.	De 5 à 10 ans.	De 10 à 15 ans.	Total
Sexe masculin..	9	15	23	47
Sexe féminin...	2	24	24	50
	11	39	47	97

Les auteurs allemands signalent un plus grand nombre de cas.

Heller en signale un cas chez un enfant de cinq ans.

Oppolzer en signale un autre chez un enfant de 14 ans.

Senator en rapporte 6 cas bibliographiques de Hauner, Brown, Fischer, Bœckler, Heibert, Guelmo, et 2 cas personnels. Plus tard, cet auteur a fait savoir que sur 5,900 enfants examinés, il avait rencontré 1 cas de diabète sucré et 2 cas de diabète insipide.

Hirsprung en a rapporté 11 cas, dont un personnel.

Seegen, sur 800 cas de diabète, en a observé 4 au-dessous de dix ans.

Niedergesäss a affirmé la rareté du diabète sucré chez les enfants.

Schmitz, sur 104 cas, en a vu 4 au-dessous de quinze ans.

Ebstein a relevé un cas de diabète sucré sur 964 enfants examinés dans une polyclinique de Prusse et un cas sur 209 dans une clinique.

Griesinger, sur 217 cas de diabète, en a observé 6 de moins de dix ans et 34 de dix à vingt.

Blau, en réunissant 334 cas, relève 4 cas de un à dix ans et 24 de dix à vingt ans.

L'auteur italien Cantani, sur 186 cas, en a vu 1 de six à dix et 3 de onze à quinze ans.

Parmi les auteurs français, Durand-Fardel en cite quatre cas dans son *Traité du diabète.*

Audrac en a signalé deux cas au-dessous de 6 ans à l'Académie des sciences, en 1875 et, d'autre part, trois cas de 10 à 20 ans.

Bouchardat dit avoir été consulté de loin en loin pour des cas de diabète infantile ou de l'adolescence : « Je ne dirai pas que la glycosurie est rare avant 12 ans; peut-être n'est-elle que méconnue; toutefois, je suis rarement consulté pour des enfants au-dessous de cet âge. »

Faucauneau-Dufresne dit que cette affection est très rare.

Guersant en a observé deux cas au-dessous de 15 ans. Trousseau, un cas chez un enfant de 9 ans. Valleix, un à 7 ans. Labric en a vu trois cas sur 12 à 13,000 enfants examinés. Redon croit que cette affection est souvent méconnue chez l'enfant. Il la croit très fréquente et s'appuie sur des statistiques anglaises pour affirmer qu'il devrait y avoir, tous les ans, à Paris, au moins de trois à six enfants diabétiques, et telle n'est pas bien certainement la vérité. D'ailleurs, le diabète est une maladie bien plus répandue en Angleterre qu'en France, Jules Simon en a vu six cas. Grancher, à la Clinique de la Faculté de Paris, n'en a pas observé de cas.

Age. — Le diabète sucré paraît bien plus fréquent dans l'adolescence que pendant l'enfance, surtout la première enfance. Toutefois, il paraît y avoir une recrudescence des cas dans les années voisines de l'âge de la puberté. Rémond a admis qu'il y avait un maximum de 9 à 12 ans. Howschip Dickinson a tiré du *Registrar General Reports* les chiffres suivants :

Avant 1 an.................	8 cas.
à 1 an.................	19
à 2 ans................	16
à 3 ans................	15
à 4 ans................	16
de 5 à 10 ans..........	114
de 10 à 15 ans.........	200

La statistique de Griesingen porte six cas jusqu'à 10 ans et trente-six de 10 à 20 ans. Schmitz signale cinq cas au-dessous de 10 ans. Blau, quatre jusqu'à 10 ans et vingt-quatre de 10 à 20 ans. Cantani, un cas avant 10 ans et trois de 11 à 15 ans. Seegen, quatre cas au-dessous de 10 ans. Pavy, huit cas au-dessous de 10 ans.

Sur cent dix cas, Külz en a relevé trois avant le sevrage : vingt-neuf à un âge plus avancé, et soixante-dix-huit chez des enfants formés.

Sur les trente-neuf cas réunis par Leroux, en éliminant deux cas où l'âge n'est pas indiqué, on trouve :

Au-dessous de 1 an...........	1 cas.
de 1 à 2 ans................	3 cas.
de 4 à 5 ans................	3 cas.
à 7 ans.....................	2 cas.
à 8 ans.....................	6 cas.
à 9 ans.....................	1 cas.
à 10 ans....................	3 cas.
à 11 ans....................	7 cas.

à 12 ans...................... 3 cas.
à 13 ans...................... 4 cas.
à 14 ans...................... 6 cas.
à 15 ans...................... 3 cas.

En réunissant ces cas à ceux de la statistique de Külz, Leroux a trouvé : sur cent quarante-sept cas, quatre au-dessous de 1 an ; vingt-trois de 1 à 5 ans ; quarantre-trois, de 5 à 10 ans, et soixante-dix-sept de 10 à 15 ans.

Wegeli, sur cent deux cas, en a trouvé trois au-dessous de 1 an ; vingt-six de 1 à 5 ans ; trente-un de 5 à 10 ans ; quarante-deux de 10 à 15 ans.

Saundby a tiré du *Registrar Général for England,* de l'année 1886, 159 cas où 2 sont au-dessous d'un an ; 28, de 1 à 5 ans ; 48, de 5 à 10 ans ; 81, de 10 à 15 ans. Rojas, sur 13 cas, en note 5 au-dessous de 10 ans, et 8 au-dessus.

Les cas de diabète sucré dans l'âge le plus tendre ont été signalés : par Kitselle, chez un enfant de 14 jours ; par Rosny, chez un enfant de 6 mois atteint d'hydrocéphalie aiguë ; par Rosbach, chez un enfant de 7 mois qui avait reçu un coup violent sur la tête ; par Hagenbach, chez un enfant de 10 mois ; Rœsing, chez un enfant de 6 mois ; Prout, un de 5 ans et 12 de 8 à 20 ans ; Jules Simon, chez un enfant de 14 jours ; Garnerus, chez un enfant de 1 mois ; Leroux, un cas à 10 mois.

La plupart de ces cas sont sujets à caution pour

les raisons que nous avons déjà avancées, vu la difficulté qu'il y a à faire le départ entre l'athrepsie et la glycosurie, la réduction de la liqueur cupro-potassique ne pouvant être exclusivement attribuée à la présence de glycose.

Sexe. — Au point de vue de la fréquence du diabète dans les deux sexes, on sait que chez l'adulte le sexe masculin est prédisposé au diabète dans la proportion des deux tiers : il résulte des statistiques diverses qui ont été publiées sur le diabète, qu'avant l'âge de 20 ans cette proportion n'est plus exacte ; elle a même paru renversée à certains auteurs, les auteurs allemands ont admis la prédominence du sexe féminin dans la proportion de quatre à trois. Dewes croyait le diabète sucré cinq fois plus fréquent chez les filles que chez les garçons.

L'examen des chiffres donnés par les auteurs nous permettra de nous ranger à une opinion moyenne qui est celle de Leroux, c'est-à-dire que les deux sexes paraissent également prédisposés au diabète sucré avant l'âge adulte, tandis que plus tard c'est le sexe masculin qui marque la prédisposition dans le rapport des deux tiers. C'est un constrate assez frappant.

Les statistiques de Redon contiennent 12 garçons et 16 filles ; Niedergesäss, 10 filles et 2 garçons : Külz, 47 garçons, 57 filles : Leroux, 16 filles,

22 garçons; Rojas, 7 filles, 6 garçons; Güntner, 26 filles, 8 garçons; Gerhardt, 12 filles, 7 garçons; Saundby, 80 garçons, 79 filles; Wegeli, 47 garçons, 48 filles; Stern, 31 garçons, 47 filles; Senator, 18 filles, 12 garçons; Külz, 57 filles, 45 garçons; Roberts, 165 garçons, 143 filles; Redon tire du relevé des morts en Angleterre, pour 1876, 47 garçons, 50 filles; dans les cinq premières années, le sexe masculin conserverait une certaine prédominence : Saundby, 18 garçons, 12 filles; Wegely, 14 garçons, 8 filles. Notre statistique personnelle comporte 6 garçons et 5 filles.

Hérédité. — Toutes les statistiques sont d'accord pour laisser à l'hérédité une large place dans l'étiologie du diabète, et quelle que soit la cause occasionnelle à laquelle on puisse imputer le début du diabète sucré, il est hors de doute que le terrain créé par l'hérédité directe du diabète ou par les diverses manifestations de l'arthritisme et du nervosisme, est celui sur lequel évoluera la presque totalité des cas. Bien rares sont les cas où les générateurs sont sains, et s'ils le sont et paraissent l'être, des observations plus détaillées ne nous apprennent-elles pas qu'ils n'ont fait que transmettre un germe morbide antérieur.

Seule, Mlle Bieloussof ne fait tenir qu'une place secondaire à l'hérédité; elle n'a rencontré que dans deux cas une hérédité collatérale de manifestations nerveuses, tandis que sont légion les auteurs et les cas où sont signalées l'hérédité directe du diabète, ou bien l'hérédité collatérale, l'hérédité en fonction de troubles nerveux ou mentaux, depuis la simple névropathie jusqu'à l'aliénation mentale, en passant par l'hystérie, l'épilepsie, la mélancolie, la paralysie générale. L'hérédité du diabète est en fonction de la diathèse arthritique, comprenant le diabète, la goutte, la gravelle, la migraine, l'asthme, etc. Bouchard comprend l'hérédité du diabète dans 25 pour cent des cas qu'il a observés.

Morton a soigné un père et son fils tous deux diabétiques : une autre fois, il a soigné pour le diabète un enfant dont les trois frères étaient morts du diabète. Isenflann, cité par Cantani, rapporte l'histoire de huit frères tous morts du diabète entre 8 et 9 ans. Sir H. Marsh cite une famille où il a rencontré le diabète pendant deux générations et un autre où il a pu le suivre pendant quatre générations. Roberts signale que les huit enfants d'un couple bien portant sont morts du diabète.

Wostler a soigné une femme et son fils diabétiques dont le grand-père, la grand'mère et deux grand'tantes étaient morts du diabète.

Williams a eu un garçon de 2 ans diabétique insipide dont le père était diabétique et dont le frère, la sœur et la mère étaient morts du diabète.

Bence Jones a vu une des deux filles d'un diabétique mourir avant son père de la même maladie et une autre fois trois frères et sœur mourir du diabète.

West a vu un enfant diabétique dont le frère et la sœur étaient tous deux décédés du diabète en bas-âge. Rosbach a vu un enfant dont le père et le frère étaient morts du diabète.

Redon a vu dans les antécédents de ses malades, la mère folle ; le père aliéné, le grand-père diabétique et la mère phtisique ; la mère goutteuse ; une affection cutanée des mère et grand-père ; le père épileptique ; la mère diabétique et il concluait que les parents sans être malades transmettaient la prédisposition.

Külz cite plusieurs cas : 1° La mère était diabétique ; 2° le père et le frère étaient diabétiques ; 3° deux cas où la mère et le frère étaient diabétiques ; 4° la mère, un grand-oncle et une sœur étaient diabétiques.

Leroux a noté une fois le grand-père, une autre fois le cousin de la mère et le grand-père de ce cousin.

Rojas a trouvé trois fois l'existence du diabète chez les parents : une fois, la tante de l'enfant était morte à 10 ans du diabète ; une fois, un père diabétique qui s'est suicidé pour des raisons futiles ; une fois, le grand-oncle de l'enfant était diabétique.

Watson, cité par Dickenson, a vu trois enfants diabétiques.

Clarke a vu, à Nothingham, six enfants sur douze être atteints et mourir du diabète.

Seegen a noté huit cas où les ascendants immédiats étaient diabétiques, et quatre autres où, de plus, les frères ou sœurs l'étaient aussi, et six cas où plusieurs frères l'étaient.

Rossbach signale dans un cas que le père et le frère étaient diabétiques.

Zimmer, dans un cas, a vu que la mère, un grand-oncle et une sœur étaient diabétiques : dans un autre, le grand-père l'était : dans un autre, le cousin de la mère et le père de ce cousin l'étaient.

Isenflamm cite un cas où sept à huit frères moururent diabétiques entre 7 ou 8 ans.

Kieser a soigné du diabète une fillette dont le frère mourut, à 8 ans, de la même maladie dix ans auparavant.

Pavy a vu mourir du diabète un frère et une sœur.

Cantani a vu un cas où le frère était mort du diabète.

Curt-Stern a cru pouvoir remarquer que dans une famille le diabète frappe exclusivement les individus du même sexe. Jensen a vu un cas où le père était en état d'ébriété au moment de la conception.

Leroux a trouvé, dans un cas, la mère aliénée ; dans un autre, le grand-père diabétique, le père aliéné, la mère tuberculeuse ; il a relevé dans d'autres : la mère goutteuse ; un cas où le père était épileptique et quatre frères et sœurs morts épileptiques ; un cas où le frère était mort d'hydrocéphalie.

Nous avons vu personnellement un voyageur de commerce être atteint et mourir du diabète quelques années après que son fils, âgé de 9 ans, eut la danse de Saint-Guy.

Dreyfus et Dumontpallier ont observé la goutte chez les parents ; Barlow, chez les grands-parents. Wegeli et Leroux ont noté le rhumatisme et Leroux l'obésité chez les parents. Schuée a rapporté deux cas où le père était syphilitique. La thèse de Charnaux a mis en évidence l'existence des rapports de la syphilis avec certains diabètes.

L'hérédité du diabète est, du reste, une notion assez discutable, puisque 75 pour cent des descendants de diabétiques, d'après Bouchard, sont indemnes de cette maladie. On peut considérer seulement que l'hérédité, surtout sous forme collatérale, est une prédisposition non douteuse. Incriminer l'arthritisme comme cause prédisposante est s'adresser à une cause bien générale ; le diabète est une maladie assez rare dans la descendance des arthritiques et prévue dans la diathèse.

Nous devons mettre en regard de ces notions d'hérédité les cas assez nombreux que nous publions où l'arthritisme et le nervosisme des parents et ascendants sont spécifiés.

Bien souvent la bonne santé des parents est indiquée, mais nous pouvons penser que les stigmates de l'arthritisme se cachent souvent sous ce vocable : bonne santé.

Anatomie Pathologique

Les lésions que nous allons décrire sont pour la plupart des lésions générales qui paraissent n'avoir qu'un rapport parfois assez éloigné avec les lésions ordinairement spécifiées comme causales du diabète. Nous ne saurions cependant laisser dans l'ombre les résultats de l'observation. Nous dirons avec Bouchard : « C'est que les conquêtes de l'observation sont indestructibles, c'est que les faits bien observés prévalent contre tous les systèmes..... Nous maintenons la prévalence des faits. » Et justement à l'heure actuelle où l'on a tendance à comprendre, d'après le docteur Baumel de Montpellier, le diabète comme étant sous la dépendance de toutes les altérations et répercussions des maladies infectieuses sur le pancréas, il n'est pas inutile de démontrer, par la rareté des lésions de cette glande aux autopsies, que la matérialité des faits est loin de justifier complètement cette théorie.

Nous allons examiner les différentes lésions qui ont été trouvées sur les divers organes :

Système nerveux central. — Dans la plupart des cas, aucune lésion. Leroux a trouvé deux fois le cerveau anémié. Hanner et Fauster l'ont trouvé anémié et décoloré, tandis que Bayer, Bekler, Conolli l'ont trouvé congestionné. Fréerichs a signalé la congestion des vaisseaux ; dans d'autres cas, il a vu une hyperémie avec pointillé des couches optiques et des corps striés. Jacksch a vu un pointillé de la couche corticale, de l'œdème de la pie-mère avec hydrocéphalie chronique légère ou une induration notable. Leroux n'a rien observé dans un cas et, dans l'autre, a vu un œdème considérable de la pie-mère, et au milieu de ce tissu les vaisseaux étaient parsemés de granulations jaunâtres ; les veines superficielles étaient dilatées; le liquide céphalo-rachidien abondant, l'encéphale remarquablement pâle et décoloré, et dans la région occipitale un sable de la substance blanche, la malade avait succombé par coma acétonémique. Howschip-Dickinson a affirmé l'existence de lésions histologiques du système nerveux central dans le diabète ; il a décrit des dilatations des vaisseaux sanguins, principalement des artères, avec extravasation de leur contenu, une dégénérescence de la substance nerveuse, des destructions de tissu et des formations de cavernes autour des vaisseaux. Ces résultats ont été retrouvés par cet auteur chez l'adulte, et il a conclu en affirmant l'association au diabète d'une altération substantielle suivant les artères médullo-encéphaliques : « Le diabète est primitivement et essentiellement une maladie nerveuse, tantôt symptômatique, tantôt idiopathique. » Müller et Külz n'ont pas toujours retrouvé ces altérations chez les diabétiques. mais, par contre, les ont trouvées chez de non diabétiques, ce qui leur enlèverait toute leur signification. Depuis les travaux de Claude Bernard sur la glycosurie, on a examiné souvent le plancher du quatrième ventricule, dont l'intégrité a maintes fois été affirmée; mais il est des cas où des modifications bien nettes ont été décrites : Pavy a trouvé une ecchymose bien nette du plancher du quatrième ventricule. Reimer y a trouvé une tumeur gliome à grosses cellules. Sandmeyer a trouvé un gros noyau de ramollissement de la moelle au niveau de la partie cervicale du cordon de Goll. Redon a vu le cerveau peu consistant et anémié dans un cas, et remarquablement sec dans un autre.

Rojas a signalé la présence dans le liquide céphalo-rachidien d'un corps qui serait l'acétone ou l'aldéhyde.

Sang, cœur et artères. — Le sang a souvent été trouvé normal, mais il a paru modifié dans certains cas, surtout ceux où le malade a succombé au coma acétonémique. Leroux l'a vu noir, poisseux, diffluent, sans caillots. Dans un cas identique,

Balthasar et Foster l'ont trouvé pâle, crémeux, fluide, prenant à l'air une teinte cramoisie, sans glycose, mais contenant des molécules semblables à de la graisse, et insolubles dans l'éther. Sandhers et Hamilton ont signalé le même aspect laiteux du sang, mais purent faire descendre ces globules dans l'éther. L'examen histologique montrait que les capillaires étaient engorgés comme dans une embolie graisseuse. Pour ces auteurs, cette lipémie serait caractéristique de l'acétonémie. Coats a observé un cas analogue. Le cœur a été généralement trouvé sain. Leroux l'a vu, dans un cas, mou, exsangue, atrophié, comme amaigri. Sandmeyer y a observé de la dégénérescence graisseuse.

Poumons. — Ils sont généralement sains, mais des lésions d'atélectasie, de splénisation, de congestion, de pneumonie lobulaire et lobaire ont été assez fréquemment trouvées. Hagenbach a signalé un cas de gangrène pulmonaire.

Les poumons ont été signalés sains par Foster, Johnson, Ogle, Senator, Schmidt, Rimpler. Leroux a vu un cas où ils se montraient crépitant partout, et un cas, où leur aspect était celui de poumons à l'état fœtal. Ailleurs, il les a vu congestionnés avec pleurésie chronique ; congestionnés, pleurésie chronique et hépatisation grise assez étendue.

Rojas a vu une double pneumonie catharrale.

Redon a noté trois fois l'aspect fœtal sur les bords : une fois, pneumonie au troisième degré.

Tuberculose. — La tuberculose, qui est une fin assez fréquente chez le diabétique adulte, est assez rarement constatée chez l'enfant. Redon signale un cas où il fut trouvé des cavernes au sommet ; Leroux, une tuberculose miliaire, quelques petits nodules tuberculeux au sommet d'un poumon, un petit tubercule crétacé à un sommet avec quelques noyaux caséeux, une vaste caverne avec nombreux tubercules. Leroux conclut que la tuberculose pulmonaire est rare chez les enfants diabétiques.

Tube digestif. — Il ne paraît pas altéré bien sensiblement. Bouchut, Dickinson, Johnson disent que l'estomac est sain. Southey a signalé, dans une mort par coma acétonémique, des taches purpuriques et des ecchymoses de l'estomac. Leroux a vu, dans un cas analogue, l'estomac dilaté et des ecchymoses sous-muqueuses. Mac Intyre a vu aussi des ecchymoses de la muqueuse, une perforation des parois stomacales et du diaphragme, mais il croit que ces lésions sont *post mortem*.

Les intestins sont généralement sains. Sauthey et Bouchut les ont trouvés normaux. Leroux les a vus remplis d'excréments durs, extrêmement dilatés, avec plaques de congestion, et, dans plusieurs cas, il a observé une vascularisation plus ou moins vive de la surface péritonéale et même des adhérences entre les anses. Reimer a vu la muqueuse du colon tuméfiée avec des érosions folliculaires. Jacksch a signalé une côlite superficielle avec trace de fièvre typhoïde antérieure.

Pancréas. — Cette glande a souvent échappé aux investigations des observateurs. Mac Intyre, Heubner, Sandmeyer, de Bary l'ont signalée comme saine. Lancereaux, cité par Mlle Bieloussol, l'a vue simplement diminuée de volume. Röring a vu un cas où il y avait compression extérieure par un calcul hépatique et un kyste rempli de suc pancréatique. Jacks a trouvé, une fois, l'atrophie du pancréas. Freerichs, Hartsen et Cantani ont signalé de graves lésions du pancréas chez l'adulte, mais n'en ont pas fait mention chez les jeunes diabétiques. Redon a trouvé une fois le pancréas sain. Leroux l'a rencontré aussi une fois, et, dans un autre cas, a vu une lésion très accentuée d'un pancréas de volume normal : l'épithélium glandulaire avait disparu. Watson Williams a aussi constaté l'atrophie du pancréas.

Leroux a fait observer que dans aucun cas il n'a vu les lésions signalées dans la thèse de Lapierre : l'atrophie primitive ou consécutive à l'oblitération du canal pancréatique, au cancer du pancréas, etc.

Foie. — Souvent normal ou hypertrophié et hyperémié. Leroux relate sept observations où il est signalé comme normal et un cas personnel où il l'a vu anémié. Foster l'a vu gros, pâle, histologiquement sain (foie chargé de sucre, consistance de cuir). Pavy l'a vu induré et gros. Archambault et Rossbach l'ont vu hyperémié. Angle signale le foie gros. Wilks dit que le foie diabétique présenterait à l'œil un aspect spécial : il serait ferme, consistant, d'un aspect uniforme et sombre : la bile ressemblerait à une mixture de rhubarbe.

Redon a vu cinq fois le foie normal, deux fois gros et hypérémié ; il a, en outre, signalé qu'il n'avait pas trouvé de relation entre le volume du foie et la durée de la maladie.

Parot a trouvé chez les athrepsiques glycosuriques une stéatose des cellules hépatiques à la périphérie des lobules.

Rate. — Toujours saine : Johnson et Dickinson l'ont trouvée saine. Foster petite et molle. Leroux, saine dans deux cas. Vincent Harris a observé la tuméfaction de la rate au début du diabète par engorgement de la circulation porte. Redon a vu une rate friable, dans un cas où le paludisme était en cause.

Reins. — Ils ont été tantôt trouvés sains, tantôt anémiés, tantôt volumineux et hypertrophiés; ils paraissent fréquemment altérés, et des médecins, dit Lecorché, en ont fait le point de départ du diabète.

Aussi Venables combattait-il la congestion rénale dans le diabète en vue de le guérir. Hauner a signalé de petits abcès disséminés du rein, dans un cas où la muqueuse vésicale était aussi enflammée.

Anderson à observé la dégénérescence graisseuse de l'épithélium; Leroux et Lubinus ont vu les reins atteints de néphrite parenchymateuse.

Prévost et Binet ont signalé un état trouble des épithéliums rénaux.

Sandmeyer a signalé une dégénérescence graisseuse du rein qui correspondrait à celle que Fichsner a trouvée dans des cas de cancer diabétique. Parot a trouvé de la stéatose rénale chez les athrepsiques glycosuriques.

Appareil visuel. — La cataracte est une lésion rare chez les jeunes diabétiques.

Zincke n'a pas trouvé de sucre dans le cristallin après l'opération de la cataracte, mais en trouva dans l'humeur vitrée *post mortem*. Deutschmann a rencontré aussi le glycose dans l'humeur vitrée et l'humeur acqueuse : l'humeur acqueuse fortement alcaline contenait 0,4 pour cent de sucre et l'humeur vitrée 0,366 pour cent.

Cohen, cité par Racle, a trouvé dans le cristallin des dépôts de sels de chaux. Prauce et Lecorché n'en ont point trouvé. Hepp n'a pas trouvé de sucre dans l'humeur aqueuse. Hanner prétend y en avoir trouvé. Zincke, cité par Schmidstimpler, n'a pas trouvé de sucre dans le cristallin, dans un cas de cataracte double, mais en a trouvé dans l'humeur vitrée après la mort.

Wein Mitchell, en injectant 3 grammes de sirop de sucre dans la peau d'une grenouille, l'a vu mourir au bout de 3 heures, le cristallin déjà opaque.

Richardon, en plongeant deux grenouilles et un poisson dans de l'eau sucrée, vit la cataracte se produire en quelques heures chez ces animaux.

Causes déterminantes

A côté de tout ce qui a trait au terrain individuel préparé par l'hérédité, les auteurs ont signalé un certain nombre de faits qui ont précédé le diabète et ont paru en quelque sorte déterminer l'apparition de la maladie. Ces faits, imputés causes, ont pu être classés ainsi :

1° Traumatisme:

2° Maladies du système nerveux:

3° Influence du froid;

4° Vices d'alimentation;

5° Maladies antérieures.

1° Traumatisme. — Depuis les travaux de Claude Bernard sur la glycosurie par traumatisme des centres nerveux, on a incriminé tous les traumatismes et on a réuni tout un faisceau de faits probatifs.

Pavy a incriminé un coup à la base du crâne chez une petite fille de quatre ans renversée; à l'autopsie, il y avait une ecchymose du quatrième ventricule. Niedergesäss a incriminé un coup sur la tête en roulant dans un escalier, chute et plaie près de la suture saggitale. Rossbach, une chute qu'un enfant de sept mois fit en tombant des bras de sa nourrice. Zimmer, une chute sur l'occiput chez un enfant de douze ans. Freerichs, chute sur la tête. Niehul, chute sur le front. Dale et Bovet, chute sur l'occiput,

Wegely, sur 108 cas, a relevé 11 cas où le choc a toujours porté sur la boîte crânienne.

Redon rapporte trois observations où le diabète est apparu à la suite de traumatismes divers portant sur le crâne. Le temps écoulé entre le trauma et l'apparition des symptômes a été, dans un cas, très réduit, presqu'immédiat, une semaine tout au plus; une autre fois, trois jours après, et une autre fois, quatre mois après.

Leroux a noté, sur 15 cas, dix fois une chute sur l'occiput.

Rojas raconte qu'un enfant de treize ans, dont la tante était morte à l'âge de dix ans du diabète, fit une chute sur l'occiput assez violente; il fut étourdi et vomit sur le coup; deux jours après, il retournait en classe, mais présenta peu à peu des maux de tête et divers troubles qui se précisèrent peu à peu; deux mois après, cet enfant présentait tous les signes du diabète sucré.

Mlle Bieloussof, sur vingt observations, a noté

cinq fois des traumatismes crâniens ou dorso-lombaires. Rouvier et Fischer ont relevé des traumatismes portant sur la région rénale : Zimmer, sur l'epigastre ; Behring et Ebstein, sur la région hépatique : Franque, sur l'épaule.

Fischer, qui a fait d'intéressants travaux sur le diabète traumatique, est d'avis que le point ou porte le traumatisme est indifférent.

Huntington, après la chloroformisation pour la réduction d'une fracture de l'humérus. Ce cas est mixte, car il est difficile de faire la part entre le traumatisme et l'intoxication chloroformique. Wegely, trois mois après l'emploi du protoxyde d'azote, pour une extraction dentaire.

2° **Maladies du système nerveux.** — *Affections avec lésions matérielles.* — James et Brown ont incriminé la méningite tuberculeuse. Rosing a trouvé dans deux cas une hydrocéphalie aiguë. Reimer a trouvé un gliome du plancher du quatrième ventricule.

Névroses. — Dans deux cas de danse de Saint-Guy, Franque a observé une glycosurie intermittente pendant les accès. Golden a observé un enfant épileptique dont les urines ont renfermé du sucre pendant plusieurs semaines ; ce même auteur a soigné un enfant ayant une céphalée persistante et de la glycosurie : quand la céphalée disparut, la glycosurie finit. Watkins et Pitchfort ont vu le diabète sucré se développer à la suite de grands chagrins; Seegen et Teschemacher, à la suite de violentes terreurs; Coats et Kien, après du surmenage intellectuel.

Deane et Conolly ont vu le diabète se développer pendant les troubles de la dentition; mais le cas est discutable, bien que Morton et Golden l'aient signalé aussi après des symptômes cérébraux liés à la dentition.

Racle rapporte que Laborde a vu deux cas de glycosurie après des convulsions dans la coqueluche et dans l'asphyxie liée à la bronchite ou au croup, mais ces glycosuries furent passagères; toutefois, chez une petite fille de cinq ans, elle persista longtemps.

Rojas a noté une susceptibilité nerveuse très grande (le père de l'enfant était névropathe) et une autre fois, le surmenage scolaire.

3° **Influence du froid.** — Redon rapporte une observation où l'on incrimine une exposition prolongée au froid humide associé à une alimentation vicieuse.

Rojas rapporte une observation où l'on incrimine l'action du froid humide associé au surmenage, et quelques autres où il est question seulement du froid, mais ces observations prêtent à la critique.

Lecorché, Ruhbaum, Wisshaupt, Zimmer ont incriminé aussi le froid et le froid humide: Taylor, le froid et une peur soudaine.

Parot a constaté chez des enfants, dans un tiers des cas d'asphyxie ou de convulsions, la présence de glycose dans l'urine.

Jardao de Niepce et Calvi avaient noté que chez l'adulte, le diabète se rencontre dans les familles présentant des désordres cérébraux plus ou moins graves, notamment l'épilepsie.

4° **Vices d'alimentation.** — Redon incrimine cinq fois la mauvaise qualité de la nourriture, une fois, abus de sucreries, féculents et refroidissement humide prolongé, une fois, abus des sucreries.

Andral, Ingerslew, Hauner et Senator, ont vu le diabète sucré se produire à la suite d'une alimentation insuffisante ou de l'inanition. Andral a vu un cas de diabète chez un enfant de 3 ans qu'une nourrice mercenaire soumettait à l'inanition. Hauner l'a vu à la suite d'abus de bouillie de farine et d'eau; De Bary, à la suite d'excès de farineux; Teschemacher, d'un abus de pain frais, chez un enfant de 12 ans; Ollivier et Wisshaupt, d'un excès de fruits; Haddon, Winkler, Watts, d'un excès de sucreries.

Leroux a relevé, une fois les farineux, une fois les sucreries ; une autre fois, il s'exprime ainsi : « Chez une enfant de 12 ans, des expériences répétées ont montré que toutes les fois qu'elle mangeait du pain, le sucre reparaissait dans les urines. »

Mlle Bieloousssof a incriminé deux fois un régime exclusivement végétal et une fois l'abus du lait stérilisé.

Bouchardat et Griésinger ont signalé une nourriture trop abondante, trop riche en matière féculente ou sucrée. Rojas a vu l'ingestion en quantité immodérée de pain et de beurre provoquer le coma.

Une alimentation insuffisante en quantité ou qualité peut entraîner le diabète chez l'adulte ; Durand-Fardel l'a vu se développer après un carême rigoureusement observé. Tardieu a fait connaître l'histoire suivante : Un ancien préfet habitué à la bonne chère et à une nourriture carnée perd ses dents et est réduit à s'alimenter de légumes mal triturés ; il devient diabétique ; il ne recouvra la santé qu'après s'être muni d'un râtelier et avoir repris son ancien régime.

Racle signale que chez deux enfants bien portants Lecoq a trouvé un à deux grammes de sucre par litre d'urine, après ingestion de grandes quantités de féculents et sucreries.

Si nous nous rapportons à l'opinion de Leudet,

qui est généralement juste. presque tous les enfants diabétiques devraient appartenir à la classe aisée. Chez l'adulte on incrimine l'abus d'une alimentation abondante et carnée à l'exclusion des féculents. aliments des classes pauvres.

Tous les cas de diabète que nous avons l'occasion de relater. ne confirment pas cette opinion.

5e **Maladies antérieures.** — Dans les antécédents plus ou moins immédiats. les auteurs ont signalé diverses maladies qui leur ont paru avoir déterminé la production du diabète :

Redon a noté deux fois des troubles digestifs fébriles antérieurs, quatre fois la rougeole et deux fois rougeole et scarlatine : une fois les fièvres intermittentes. Lecorché. Liegey, Burdel, ont signalé l'impaludisme : Barlow et Guelmo, ont signalé six fois la rougeole. Fischer et Bouchut ont signalé la rougeole. Zinn a signalé la scarlatine ; Aenstoots la dysenterie. Rimpler, Schmidt, Schmitz, ont signalé quatre fois la dothiénenterie. Jules Simon et Seifert. le *purpura hémorragica* (maladie de Werlhoff) ; De Cerenvielle, l'ictère catharral : Mies, un catharre intestinal. Leroux signale trois fois l'impaludisme et deux fois le typhus. Burdel (de Vierzon) a trouvé du glycose dans les urines pendant les accès de fièvre intermittente.

Les recherches personnelles de M. le professeur Mossé sur les rapports de la glycosurie et du paludisme ne lui ont pas permis de confirmer les opinions de Burdel à cet égard.

Rojas a trouvé trois fois dans ses observations personnelles l'existence d'un *purpura hémorragica* antérieur ou concomittant.

Mlle Bieloouussof a trouvé aussi trois cas où les enfants ont présenté des éruptions diverses et un état maladif de nature indéterminée.

West a vu une petite fillette de 10 ans, de famille tuberculeuse, dont le diabète remontait à la convalescence d'une rougeole, dix-huit mois avant. Nous voyons aussi dans l'observation communiquée par le docteur Améric que le diabète s'est produit le 7me jour après une éruption rubéolique.

Toutes les maladies qui ont pu être invoquées comme causes du diabète, sont des maladies infectieuses; il peut être intéressant de le faire remarquer.

Les observations que nous publions accusent une fois, la rougeole; deux autres fois, des émotions violentes; une fois, émotion et traumatisme; une fois, traumatisme, et deux autres, sans cause indiquée. Il est difficile de faire la part dans un traumatisme de l'effet de ce traumatisme et de la peur dont il a été le point de départ; ces deux causes peuvent être plus ou moins associées.

Symptomatologie

« Les symptômes du diabète sucré chez l'enfant sont les mêmes que chez l'adulte. » (Lécorché.)

« Dans l'ensemble, les symptômes ne diffèrent pas, qu'il s'agisse d'adultes ou d'enfants. » (Külz.)

On retrouve au grand complet les cinq grands symptômes fondamentaux du diabète décrits par Jaccoud : polyurie, glycosurie, polydipsie, polyphagie, autophagie.

Si l'on retrouve tous les symptômes du diabète de l'adulte chez l'enfant, il faut remarquer qu'il ne se présentent pas tous ensemble ou séparément avec la même intensité. Parfois l'atténuation des symptômes a pu être telle qu'un diabète a pu être longtemps méconnu. L'allure de la symptomatologie et l'évolution des phénomènes morbides affectent une marche spéciale pour chaque malade; aussi serait-il difficile de retracer un type clinique spécial qui puisse être adéquat à un ensemble de malades. Généralement la découverte du diabète est plus ou moins accidentelle ou amenée par l'intensité de la polydipsie et de la polyurie. Le malade peut conserver plus ou moins longtemps son état normal. Les changements du caractère sont fréquemment notés, puis la consomption du sujet faisant des progrès, l'amaigrissement et la perte des forces se produisent, condamnant plus ou moins le sujet au repos, jusqu'au jour où se produira la mort par épuisement ou par l'intoxication spéciale du coma acétonémique.

Nous allons étudier en particulier les grands symptômes, puis nous passerons en revue les différents appareils et nous verrons les différents troubles que la glycosurie a apportés à leur fonctionnement.

Polyurie. — C'est un des symptômes le plus souvent pour ne pas dire toujours signalé, parce qu'il attire l'attention sur le malade et sa maladie.

« C'est un des premiers symptômes et des plus importants. » (Leroux.)

« La sécrétion urinaire est toujours plus ou moins augmentée. » (Lécorché.)

Schmitz a vu la quantité d'urine diminuée chez une petite fille de 4 ans.

La polyurie est signalée dans vingt-huit cas sur trente-deux de Redon ; dans un, au contraire, on dit qu'elle était diminuée.

Elle est signalée dans toutes les observations de

Leroux et dans tous les auteurs. Dans quelques observations on a vu que la quantité d'urine était plus grande que la quantité de boissons ingérées.

Kieser a signalé une petite malade qui, en près d'un mois urina un litre et demi de plus qu'elle n'avait bu.

Rojas a vu la quantité d'urine varier de quatre à sept litres chez des malades. Schindler a pu constater la quantité énorme de 16 litres d'urine chez un enfant de 12 ans, Cantani, 12 et 14 litres.

Leroux a vu 9 litres et demi d'urine : cette polyurie disparaît aux approches du coma et la quantité en tombe à 2 litres, puis, le coma ayant retrocédé, la quantité d'urine remonte à trois et cinq litres.

Dans deux observations, Leroux a observé quatre et six litres d'urine. La quantité d'urine excrétée entraîne la fréquence des mictions. Santhey a noté, dans un cas, douze mictions par jour et trois la nuit. Les mictions sont, en général, plus fréquentes le jour que la nuit.

Lécorché a montré l'influence des heures de repas sur la diurèse : au début du diabète, l'excrétion urinaire tend à augmenter la nuit avec un régime carné et jamais elle ne surpasse celle du jour ; plus tard, il n'en est plus de même. Par régime de féculents, le maximum est diurne et les maximums correspondent à l'heure des repas. Dans le régime carné, il n'en est plus de même à la période dernière. Pour Lécorché, la fréquence des mictions le jour et surtout la nuit, est un bon symptôme de diabète.

La polyurie cesse dans les dernières périodes de la vie. Dans une observation de Leroux, il est dit que la polyurie a disparu aux approches de la mort. Dans une autre, il est dit que la polyurie disparut pendant une période fébrile ; en même temps, il y eut un peu de diarrhée.

« Avec la polyurie se montre un symptôme particulier chez les enfants, c'est l'énurésie ; ce symptôme est si important que je conseille d'examiner les urines de tous les enfants chez lesquels survient de l'incontinence, tout comme je le fais pour les adultes atteints de cataracte ou d'impuissance virile. » (Cantani.)

Cet auteur a observé l'énurésie deux fois, et depuis elle a été observée à plusieurs reprises par Gelino, Bœckler, Bûdde et Leroux.

Malgré le travail considérable demandé aux organes urinaires il survient peu de complications de ce côté. La vessie s'hypertrophie légèrement et ses tuniques demeurent un peu plus épaisses. Seul, Teschemacher a signalé un catharre vésical chez un enfant de 11 ans.

La quantité d'urine est proportionnellement plus grande que chez l'adulte ; elle augmente par les temps froids et humides.

C'est certainement à la grande soustraction de liquides au niveau du rein qu'est due la grande constipation qu'on observe généralement chez ces malades. Mlle Bieloоussof la mentionne deux fois.

Urines. — Leroux en a défini ainsi les caractères : « L'urine est peu colorée, jaune pâle, claire ou légèrement verdâtre quelquefois. Un peu opalescente et contenant des flocons de mucus ». Curt-Stern a dit qu'elle était trouble quand elle contenait beaucoup de sucre. Liegey et Fischer l'ont décrite pâle et limpide. Durand-Fardel, pâle avec un œil verdâtre, transparente bien que légèrement louche, un peu mousseuse. Leroux l'a vue jaune paille dans plusieurs observations : dans d'autres, très jaune avec nuages muqueux, pâle vert pomme ; trouble, foncée, avec dépôt d'urates, trouble, brune à la période terminale.

La couleur de l'urine varie en sens inverse de la quantité d'urine.

L'odeur de l'urine est rarement notée.

Leroux l'a vue très odorante dans un cas, et dans un autre, présentant une odeur chloroformique d'une intensité extrême, infecte, remplissant l'appartement tout entier. L'odeur de chloroforme et de pomme reinette est quelquefois signalée.

La saveur sucrée de l'urine, qui avait amené Th. Willis à la découverte du diabète, n'existe que quand il y a beaucoup de sucre.

Hauner l'a trouvée sucrée et fade. Curt-Stern y a trouvé le goût mielleux du sucre.

Densité. — Elle est en général très élevée et varie de 1.030 à 1.040. West et Dickinson ont noté 1.050; Ledon, 1.070. Dans des cas exceptionnels, on a vu l'abaissement à 1.015, 1.010 et même 1.008. L'urine a une réaction généralement acide. Goolden l'a vue ammoniacale, alcaline et cependant claire à l'émission. Leroux l'a vue acide dans plusieurs observations.

Glycosurie. — « Elément nécessaire, bien que glycosurie n'implique pas diabète. » (Legendre). C'est l'élément caractéristique de la maladie. Le glycose est excrété en quantité bien plus considérable que chez l'adulte.

Leroux a vu la quantité de glycose atteindre 50 à 100 grammes par litre, soit 400 à 600 grammes par jour, et dans un cas, une quantité totale de 300 grammes arriver à 670 et 988 grammes. Hirsprung a noté 654 grammes ; Behrens, 1.240 gr.; Mlle Bieloussof, 850 grammes.

Rojas a noté dans un cas une quantité de 375 grammes de sucre qui s'est élevée à 513 vers la fin; dans un autre, 120, dans un autre, 122.

La quantité de sucre éliminée serait, d'après Leroux, proportionnelle au poids. Cet auteur a noté des quantités de glycose variant, au litre, de 30 à 80 grammes; 50 à 90, 80 à 105, 45 et 98.

Wegeli a observé 10 à 30; Hirsprung, 108,6; Heubner, 113; Descroizilles, 122.

Il y aurait plus de glycoses excrétées le jour que la nuit après le repas qu'entre eux. Lecorché a montré qu'à la fin le sucre est plus abondant la nuit que le jour et que la suppression des féculents ne détermine plus une chute aussi forte du sucre. Le sucre peut diminuer ou disparaître dans la dernière période. Leroux a vu la quantité de sucre excrété augmenter sans que l'état général semble empirer. Il a observé que la quantité de sucre peut varier chez un même malade de

450 à 700 grammes.
180 à 320 —
200 à 400 —

Rojas a noté, dans un cas, une quantité de 375 grammes de sucre qui s'est élevée à 513 grammes vers la fin.

Wegeli a fait la remarque que la quantité de glycose varie suivant que l'on emploie pour le dosage la liqueur cupropotassique ou le polarimètre, car il existe dans l'urine des diabétiques d'autres composés réducteurs. Parot et Robin ont trouvé 2 à 4 grammes de glycose par litre d'urine chez les athrepsiques.

La glycosurie est persistante. Mlle Bieloousso*f* ne l'a vue diminuer, sous l'influence de la thérapeutique, que dans deux observations. Elle a signalé deux fois la disparition totale; mais presque toujours, ni les changements de régime ni l'administration de différents médicaments n'a amené de modification. La glycosurie permanente peut disparaître passagèrement à l'occasion d'un mouvement fébrile, de l'administration d'un purgatif, d'une crise nerveuse. (Leroux).

Urée et sels. — Les observations de Legroux tendraient à faire admettre que les oscillations du sucre et de l'urée se font en sens contraire.

Lecorché et Bouchardat pensent que les oscillations sont de même sens.

Berzelius, Prout, Schmidt pensent que l'urée est diminuée dans le diabète. Tandis que pour Mac Gregor, Garrod et autres, jusqu'à Jaccoud et Lécorché, elle serait augmentée. Actuellement, depuis Bouchardat qui l'a démontré, on estime que l'urée peut à la fois être un produit de déchet de l'alimentation et un produit de désassimilation des organes. Aussi la quantité d'urée excrétée par un diabétique devrait être comparée au régime alimentaire pour avoir une valeur. Néanmoins nous allons faire connaître, à titre de document, les renseignements que nous avons trouvés sur ce point.

La quantité d'urée est rarement indiquée. Leroux donne 20 à 25 grammes par litre. Jules

Limcen donne de 20 à 50 grammes par vingt-quatre heures; Galliard, 29 gr. 86 pour deux litres d'urine : Freerichs, 30 à 44 grammes. Mlle Bielo-oussof, 52 à 64 grammes ; Wakson Williams a observé le chiffre fabuleux de 100 grammes pour quatre litres. Cette azoturie rapproche le diabète infantile du diabète pancréatique de l'adulte. Wegeli a noté que la quantité d'urée excrétée était en relation avec la quantité de viande ingérée :

Quantité de viande absorbée.	Quantité d'urée excrétée.
690 à 1.060	50 à 77
350 à 450	24 à 33

Il n'y a aucune relation entre la glycosurie et l'azoturie : « L'intensité de la glycosurie n'impose pas l'azoturie; il n'y a pas de relation entre la glycosurie et l'azoturie, ni dans la série des cas ni dans les phases successives d'un même cas; il n'y a ni rapport direct ni rapport inverse; l'azoturie n'appartient pas à tous les cas de diabète ni à une forme particulière de diabète. » (Bouchard).

Dans le diabète maigre, il n'y a pas toujours azoturie.

Hanner a signalé une disparition considérable de l'azote, de l'ammoniaque et des phosphates. Grautham a trouvé l'urée en quantité normale. Leroux a noté 9 à 10 grammes de phosphates.

L'excrétion des phosphates est, comme celle de

l'urée, en rapport avec l'exagération de la désassimilation et aussi la quantité et la qualité des aliments ingérés.

Gaillard a noté pour une petite fille de 9 ans :

Acide urique	Chlore	Phosphates
0.26	4.11	1.19
Normale 0.52	8.22	3.28

Généralement, les chlorures sont augmentés ; cela tient à la grande quantité d'aliments qu'absorbent les diabétiques.

Albuminurie. — Elle est rare et ne se produit que dans les derniers moments ; c'est une complication ou un symptôme de toxémie finale. L'albuminurie des diabétiques gras n'est pas provoquée par le passage du sucre, mais par des lésions artérielles endartériques.

Souvent, on trouve une certaine quantité d'albumine chyleuse qui amène de rapides fermentations. (Prout).

Leroux a signalé, dans une observation, une quantité exagérée d'albumine, et, dans une autre, des traces ; dans trois cas, il l'a vue se manifester à la période terminale. Hanner en a vu une grande quantité dans un cas. Liégey a signalé un dépôt considérable d'albumine.

L'urine des diabétiques présente d'*ordinaire* la réaction de Gerhardt (coloration rouge-vineuse par addition de perchlorure de fer, signe d'auto-intoxication d'origine intestinale due à la présence d'acide éthyldiacétique ou d'autres produits analogues). (Yvon).

L'examen microscopique des urines a montré à Galliard la présence de cellules épithéliales du rein, de cellules pavimenteuses, de cristaux de phosphates. Mies a vu des cristaux de thyrosine en aiguilles. Ebstein a vu de nombreux cylindres urinaires dans la crise comateuse: Külz et Alderhoff les ont retrouvés dans vingt cas de coma. Ils ont décrit ces cylindres spéciaux très courts, entièrement hyalins, parfois granulés, et en ont tiré une valeur pronostique. Wegeli en a trouvé dans cinq cas sur cinq, même six mois avant la mort de l'enfant. Cantani a trouvé des débris épithéliaux du rein dans l'urine.

Mlle Bieloussof rapporte une observation où l'urine contenait, au moment du coma, une grande quantité d'acide crotonique, des globules rouges et blancs, des fragments d'épithélium rénal et une énorme quantité de cylindres longs et fins, beaucoup de cylindres gros et courts, tous finement granulés.

La présence d'acétone est quelquefois signalée.

Polydipsie. — C'est un symptôme qui est une conséquence de la polyurie et marche de pair avec elle ; c'est, de plus, le symptôme qui attire peut-être le plus l'attention sur la maladie et qui a provoqué plus d'un diagnostic.

Leroux a écrit d'un de ses malades : « Il ne se levait que pour manger et boire, surtout boire. » Mlle Bieloousof dit, à propos d'un de ses petits malades : « Peu à peu, une soif vive s'était développée ; l'appétit, au contraire, diminuait. » Conolli a signalé un enfant de 13 mois qui absorbait quotidiennement trois ou quatre litres de liquide; Golden, dans deux cas terminés par la guérison. Heiberg et West, chacun pour un cas, ont signalé l'absence de polydipsie, mais ce sont là des exceptions qui ne peuvent s'expliquer que par une diminution de la polyurie et un diabète à symptômes très atténués.

Polyphagie. — La polyphagie est un symptôme moins constant que les précédents : c'est un effort imposé par l'organisme au tube digestif en vue de réparer les pertes incessantes de glycose et lutter contre l'émaciation qui en résulte.

Leroux a signalé dans six observations un appétit modéré et dans trois la polyphagie. Redon, dans deux observations, mentionne de l'inappétence. Rojas signale deux fois un appétit normal et trois fois un appétit exagéré, excessif. La polyphagie amène vite de graves troubles digestifs et de l'intolérance et mène ainsi à l'inappétence. La polyphagie disparaît généralement pendant la dernière phase de la maladie. Redon a noté quelques particularités intéressantes sur les goûts de ses malades. Trois observations mentionnent que ceux-ci avaient un goût prononcé pour les féculents. Une observation constate le désir de sucre. Une observation recherche des aliments gras et mangeait sans pain, malgré la défense de ses parents.

Autophagie. — C'est le terme vers lequel tendent tous les cas de diabète qui n'ont pas été arrêtés dans leur évolution par une complication mortelle. L'émaciation peut atteindre des proportions considérables. Hirsprung a vu en cinq mois un enfant perdre le quart de son poids. Venables dit que son malade était un véritable squelette et que la peau semblait flotter librement autour du corps. Leroux signale aussi un cas où il y a eu perte d'un quart du poids total et un autre où il s'exprime ainsi : « L'émaciation musculaire était si accusée, si semblable à une véritable amyotrophie d'origine spinale, qu'on s'y trompa d'abord : les muscles des membres inférieurs étaient si atrophiés qu'ils ne répondaient plus à l'excitation faradique.

Modifications aux divers appareils.

Appareil digestif. — Un cas de Redon est typique à cet égard : « La bouche et le pharynx étaient desséchés ; le malade ne pouvait pas avaler ses aliments sans les humecter. » La bouche est sèche, la salive présente parfois la réaction acide des fermentations secondaires ; elle a pu paraître sucrée au malade lui-même ; l'aspect de la langue peut varier avec l'état du tube digestif. On l'a vue d'un aspect saburral, blanche, chargée, sèche, rapeuse, noire, rouge intense, lisse, vernissée, un peu brune, souvent un enduit blanc, les saillies papillaires plus développées, rouges, souvent noires.

Leroux a vu un cas d'irritation persistante des lèvres.

Les gencives sont souvent altérées et la chute ou la carie dentaire s'observent assez souvent.

Redon a rapporté trois cas où les gencives ont été décrites rouges, lâches, ramollies, en partie disparues, et trois cas de carie dentaire. Une autre fois, les gencives étaient en mauvais état et la carie dentaire marchait d'arrière en avant.

Leroux a rapporté aussi de nombreux cas d'altération des gencives : gencives abimées, gencives d'aspect scorbutique et saignant facilement, gengivite, gencives toujours boursouflées, saignant facilement; stomatite compliquée de gengivite. Leroux a rapporté aussi trois cas de carie dentaire marchant d'arrière en avant. Fischer en a signalé aussi un cas.

Le muguet a été rarement signalé. Bouchardat en rapporte un cas qui a été terminé par la mort. Leroux en rapporte trois cas. Barlow, un cas accompagné d'aphtes.

L'haleine est souvent fétide. Bouchardat en a signalé l'odeur caractéristique. Leroux a noté dans un cas l'haleine fade, douceâtre, mais nullement caractéristique: dans un autre, une odeur chloroformique. Brown, Kien, l'ont observée à la période terminale. Durand-Fardel a trouvé une odeur très caractéristique, odeur de foin, de pommes mûres, quelquefois excessive, infecte, se retrouvant dans l'urine et les fesces. Mlle Bieloousof a signalé que, dès le début de la maladie, les petits malades ont une haleine dont l'odeur s'accuse avec les progrès de l'affection, comme dans tous les cas graves de diabète. L'haleine dépend beaucoup de l'hygiène buccale.

Les troubles digestifs ont souvent été signalés. Leroux en rapporte cinq observations. Southey et Varlow les signalent aussi.

Les nausées, le phyalisme, les vomissements, les douleurs épigastriques ont été souvent signalés par Redon, Leroux, Bahn, Niedergesäss. La constipation est une complication presque générale signalée dans presque tous les cas, et Leroux l'a vu résister aux purgatifs les plus énergiques, et quand, dans deux de ses observations la diarrhée cédait, elle était suivie d'une débâcle diarrhéique qui paraît avoir hâté la fin dans un cas.

Venables, Redon, Reimer et Leroux ont à plusieurs reprises mentionné le ballonnement du ventre à la période terminale.

Le foie a souvent été trouvé hypertrophié par Niedergesäss, Redon, Reimer. Leroux a vu trois fois la rate augmentée de volume.

Appareil circulatoire. — L'exament du cœur a souvent été passé sous silence, car le diabète amène peu de troubles dans son fonctionnement régulier. Reimer, Leroux, Rojas, ont signalé à plusieurs reprises un affaiblissement marqué de l'impulsion cardiaque et une accélation compensatrice.

Venables décrit comme type du pouls diabétique « le pouls accéléré donnant la sensation du choc d'un corps dur ». Mlle Bieloussof l'a vu par contre petit et lent.

Les troubles vaso-moteurs ont été signalés : Mlle Bieloussof a vu deux fois une pâleur cadavérique et la cyanose des lèvres et du nez.

Des œdèmes ont été signalés en-dehors de l'albuminurie à la face, aux malléoles, aux genoux, par Leroux, Mlle Bieloussof. Conolly a signalé un œdème terminal à marche ascendante envahissant les jambes et les cuisses avec albuminurie terminale. Les hémorragies sont très rares. Seiffert a vu des epistaxis répétés.

La température est en général normale. Mais il y a abaissement du thermomètre, dit Jaccoud, dès que le diabétique commence à maigrir. Les ascensions thermométriques sont très peu élevées au cours des complications fébriles.

Il n'y a fièvre. que s'il y a complication. Schmitz a vu la fièvre élevée au début du diabète par suite de catharre aigu des voies digestives. Senator l'a vu avec avec broncho-pneumonie caséeuse, Brown avec tuberculose miliaire généralisée. Mott a vu la peau chaude dans mort par convulsions (méningité tuberculeuse?). Heiberg a vu des accès de fièvre en rapport avec des troubles gastriques répétés. Redon, Hervé et Dumontpallier ont vu des accès fébriles inexpliqués.

La température centrale a plutôt tendance à s'abaisser à 36°5 ou un peu au-dessous (Mlle Bieloussof). Dans le coma acétonémique, la température s'abaisse. Jacksck a vu la température rectale s'abaisser de 36° 35 à 33° 3 : Mlle Bieloussof à 35° et 34°; Dickinson, 34° 2 et 34° 9 : Forster, 36° 5; Reimer, 35° 6 et 34° 8, deux jours avant la mort. Kien, 37° 2 à 37° 4, et dans l'acétonémie, 36° 2 et 36° 6. Cantani, 36° à 37°. Conolly a trouvé la température normale.

Venables seul est d'une opinion contraire. Il parle de la température élevée des enfants diabétiques : « Ils brûlent comme un feu de charbon. »

D'après Redon, une élévation fébrile serait l'indice d'une mort prochaine.

Appareil respiratoire. — En dehors de la période terminale, les troubles de l'appareil pulmonaire sont nuls et la toux, la dyspnée qui ont été signalées sont en rapport avec des complications pulmonaires ou la tuberculose, mais les observations en sont relativement rares. Sauf trois cas de Kien, Forster et Sanders, où l'on a décrit des modifications respiratoires dans le cours même de la maladie, les observations de Kitselle, de Dickinson, de Venables, de Hirsprung, de Cantani, de Reimer, de Seegen, de Senator, de Jacoby, de Leroux, confirment que la toux, la dyspnée, la respiration accélérée ont été le fait de complications surajoutées au diabète. Redon a signalé une dyspnée conséquence du tympanisme abdominal. La dyspnée des périodes terminales ressort au coma acétonémique que nous étudierons plus loin.

Système cutané. — La peau se trouve souvent sèche, farineuse, desquamative, pâle et décolorée ; la peau a pu se détacher par lambeaux, présenter un état lichénoïde. La face s'est montrée pâle, terreuse, anémiée, les muqueuses sèches et décolorées. La sueur est très rare, mais a pu être observée par Leroux dans deux cas, et il y a constaté l'absence de glycose.

Rojas a dit que la sueur des diabétiques en renfermait, mais cette affirmation n'est soutenue par aucun fait.

Conolli a constaté que dans un cas la peau n'était pas particulièrement sèche. Herbeng a noté quelques transpirations. Legroux a noté des sueurs abondantes en été.

Les complications furonculeuses et eczémateuses ont été seulement signalées par Redon, Leroux et Mlle Bielooussoff. La sécheresse et la desquamation de la peau ont amené des démangeaisons et des lésions de grattage dans bien des cas.

Redon a signalé neuf fois sur onze la sécheresse de la peau. Venables et Prout ont parlé de la sécheresse et de la dureté de la peau. Bentham a observé ces particularités à un degré excessif.

Cantani a vu la peau desséchée couverte de squames épidermiques très fines.

Leroux note huit fois la peau sèche ; une fois rugueuse, une fois blanche ; d'autres fois : pâle, mince, blafarde, terreuse et blafarde parcheminée. Cet auteur a rapporté quelques observations d'éruptions furonculeuses de la peau et de violent prurit. Mlle Bielooussoff a rapporté deux observations où on a vu la chute des ongles.

Seul, Durand-Fardel a pu dire : « Le tableau de la sécheresse de la peau chez les diabétiques est à peu près imaginaire, et sur cent soixante-huit malades, vingt-un seulement avaient la peau sèche.

Appareil génital. — Ce sont les organes génitaux externes qui sont seuls malades. Chez les petites filles, Leroux a noté l'eczéma de l'orifice de l'urèthre et de la grande lèvre, une ulcération de la grande lèvre, des démangeaisons persistantes, les parties génitales ramollies, l'orifice utérin mou, entr'ouvert. Dans un cas, on vit disparaître *les régles* et la leucorrhée.

Bouchut a vu s'ĕtablir une leucorrhée. Brown a vu une vulve erythémateuse. Riesen a noté une ulcération à la vulve.

Chez les petits garçons, les complications sont plus rares. Leroux seulement a signalé trois cas de phimosis et de la balano-posthite.

Système nerveux. — Le système nerveux manifeste très souvent des troubles de névrites caractérisés par des douleurs variées, des céphalalgies.

Goolden signale une céphalalgie violente qui disparut avec la glycosurie, Reimen, de la céphalalgie et des étourdissements en rapport avec une tumeur cérébrale.

Schmitz, Niedergesäss, Hirschprung et Venables ont signalé les étourdissements.

Redon a signalé l'hyperésthesie généralisée et la sensibilité au froid. Des douleurs dans diverses régions du corps ont été signalées par Conolly, Goolden, Senator. Les réflexes varient suivant l'état du sujet et peuvent être conservés, diminués ou abolis.

Bouchard les a trouvé abolis dans l'acétonémie. Chez l'enfant l'on n'observe ni anesthésie ni hyperesthésie.

Le système nerveux paraît frappé de torpeur et d'affaiblissement. Le sujet se sent atteint de faiblesse générale bien avant que les symptômes d'émaciation puissent le justifier. Cette parésie musculaire existe dès le début.

Dans le domaine de la pensée, l'affaiblissement se traduit par la dépression des facultés intellectuelles, le raisonnement devient pénible et le caractère change. Rojas a écrit : « Les enfants deviennent apathiques; les plus vifs ne prennent plus plaisir aux jeux, ils passent des journées entières couchés ou assis dans un fauteuil. »

L'aptitude au travail diminue. La moindre fatigue provoque une tendance invincible au sommeil (narcolepsie).

Venables a vu l'enfant perdre son entrain, devenir mou, inactif, prendre l'aspect maladif. Fischer a vu le malade devenir irritable, grognon, avoir la parole lente et l'intelligence diminuée. Legroux en a vu un irritable, coléreux. Baudrimont a vu un enfant doux devenir boudeur, tapageur et méchant. Leroux a noté l'afaiblissement intellectuel.

L'insomnie a été signalée dans six cas de Redon et par Conolly et Busch. Dans quelques cas, elle a pu être produite par la pollakiurie.

La somnolence a été signalée par Leroux dans trois cas dont deux ont été suivis bientôt de coma. Des convulsions ont été signalées vers la fin par Mott, Reimer et quelques auteurs. Le délire s'est produit dans les environs du coma terminal.

Appareil visuel. — Le sens de la vue peut être atteint chez les enfants, mais bien plus rarement que chez les adultes. L'amblyopie et l'amaurose ont pu être produites par rétinite ou opacité cristallienne.

Fréerichs a noté le papillottement de la vue et de la diplopie. Leroux une exophtalmie bilatérale. De Graefe la cataracte, ainsi que Seegen (cataracte unilatérale). Lecorché, Watts, Fischer, Schmidt, Rimpler (cataracte bilatérale). Ce dernier auteur a vu les opérations suivies de mort.

Mlle Bielooussoi a observé la dilatation et l'immobilité pupillaire, l'absence complète des réflexes cornéens, le myosis.

Système musculaire. — Dès le début, un sentiment de lassitude générale, puis vient la période d'amaigrissement que tous les auteurs s'accordent à qualifier de grand, d'excessif, d'extrême, de rapide, de considérable. Nous l'avons déjà signalé en parlant de l'autophagie.

Etat général. — Il devient rapidement mauvais.

Marche. Durée. Terminaison et Complications.

Marche. — Excepté pour le diabète traumatique, le mode de début du diabète passe souvent inaperçu, et c'est la maladie constituée qui est diagnostiquée par le médecin alors qu'elle existait déjà depuis un certain temps. On a cherché à remémorer les débuts dans certaines observations et l'opinion de Redon n'est pas dénuée de fondements : « Nous croyons, dit-il, que dans beaucoup de cas l'affection débute par des malaises qui peuvent avoir une intensité et une durée très variables ; en général, ce sont des symptômes assez semblables à ceux d'un léger embarras gastrique avec fièvre, modérée ou nulle ».

Les cas de Becquerel, de Heiberg, de Schmitz justifient cette manière de voir et ce mode de début. Mais cette *entrée dans le diabète* n'est pas unique. Rojas et Kien signalent des malades qui se présentent à l'hôpital ne se plaignant que de faiblesse.

Le début brusque, la maladie constituée d'emblée, a été peut-être plus fréquemment signalé. Schmitz examine l'enfant de 4 ans d'une femme diabétique qu'il soignait, et constate qu'il est en excellent état et n'a pas de glycose dans l'urine. Quatre jours après, cet enfant présente un embarras gastrique fébrile; et son urine contenait 60 grammes de sucre par litre.

Plusieurs observations de Rojas relatent ce début brusque ; dans l'une, il a vu la maladie se constituer en deux ou trois jours, avec la soif vive, la sécheresse de la langue, l'abondance des urines, et, six semaines après, tous les symptômes étaient établis en plein.

Dufloq et Dauchez ont vu un enfant de 18 mois pris subitement de soif immodérée et de polyurie.

Il est des cas de diabète traumatique qui mettent plus de temps à se constituer : Rojas rapporte qu'un enfant, tombé sur la tête, présente quelques vomissements et étourdissements et reprend son travail scolaire deux jours après, se plaignant de quelques maux de tête. La glycosurie n'était constituée que deux mois après. Un malaise, une faiblesse subite en plein état de santé ont permis de constater un diabète constitué. Dès que la maladie est apparue, elle suit une marche continue et progressive, et les améliorations qu'ont pu apporter les traitements n'ont pas arrêté l'évolution de la maladie, dont la durée est très variable et dépend surtout de l'intensité du processus diabétique, en tout cas, bien plus que de l'âge du sujet lui-même.

En Allemagne, Falck, Rosenstein, Ebstein ont distingué deux formes de diabète chez les enfants : une forme grave et une forme légère. Est qualifié de forme légère tout diabète dans lequel le régime ferait disparaître la glycosurie. Ces auteurs n'ont pas distingué entre la glycosurie qui peut se produire par suite d'une alimentation défectueuse chez n'importe quel être en bonne santé et qui disparaît avec une alimentation rationnelle et les cas de glycosurie qui existent en dehors de tout vice de régime, et pour la disparition de laquelle un régime spécial est nécessaire. Ce sont ces seconds cas qui sont des diabètes et, à ce titre, ils sont toujours graves, quelle que soit leur intensité. Wegeli et Kulz ont bien noté la différence en disant que, se séparant du diabète de l'adulte, ce diabète se transforme fréquemment en forme grave. En tout cas, la durée du diabète de l'enfant est bien moindre que chez l'adulte.

Il est des cas dont la rapidité d'évolution ferait penser à quelque processus malin. Cnopf a vu mourir en quelques jours un enfant de 2 ans 1/2. Thomson a vu un enfant de 3 semaines succomber en huit jours. Dufloq et Dauchez, enfin, ont vu la maladie et la mort évoluer en vingt-quatre heures. Senator a vu un enfant de 12 ans mourir en un mois. Rosing a vu un enfant d'un an durer huit jours. Beckler a vu un enfant de 8 ans mourir en cinq semaines. Benson un enfant de 4 ans en trois semaines.

Lecorché a rapporté, d'après Griesingen, le tableau suivant :

Sur 88 cas, la durée a été

4 mois	1 fois.
De 4 à 6 mois	2 —
De 6 mois à 1 an	13 —
De 1 à 2 ans	39 —
De 2 à 3 ans	20 —
De 3 à 4 ans	7 —
De 4 à 5 ans	2 —
De 5 à 6 ans	1 —
De 6 à 7 ans	2 —
De 7 à 8 ans	1 —

Pour Wegeli, la durée serait de trois ans et demi. Pour Külz de quatre ans.

Dans 46 cas mortels de Külz, il y en a eu 16 de moins de 3 mois, 14 de moins de 1 an et les autres de 1 à 4 ans.

Dans 28 cas de Wegeli et 23 cas de mort, il y en a eu 8 de moins d'un an, 10 entre 1 et 2 ans, 5 de plus de 2 ans.

Redon a vu une fillette de 12 ans résister 3 ans 1/2 et un enfant d'un an quelques jours seulement.

La durée moyenne serait entre 1 an et 3 ans.

Külz dit que plus l'enfant est jeune, plus la

maladie est rapide. Le cas des trois enfants de Bence Jones est typique à cet égard : la fillette de 3 ans 1/2 dura à peine un an ; sa sœur, âgée de 5 ans, vécut deux ans, tandis que le frère, âgé de 15 ans, résista 3 ans. Mais cette opinion vérifiée dans la majorité des cas est loin d'être absolue. Becquerel a vu un enfant de 9 ans succomber en moins de trois semaines, Lecorché un enfant de 12 ans en trois semaines, tandis que Holeczer a vu un enfant de 3 ans résister près de 9 mois. Tous les cas de Leroux où le diabète a duré deux ans ou plus s'appliquent à des enfants ayant au moins 11 ans.

Jamais le diabète sucré n'a permis à l'enfant de survie, comme on en observe pour le diabète gras de l'adulte où l'on a observé fréquemment des survies de 25 à 30 ans, en tout cas presque quotidiennement 10 ans et plus. Le diabète de l'enfant se rapproche donc par son évolution rapide du diabète pancréatique de l'adulte. Mais nous n'assimilerons pas pour le moment ces deux affections, la gravité du diabète infantile peut aussi résider dans le trouble considérable apporté à la nutrition dans un organisme en voie de croissance et dont les cellules jeunes et écloses dans un milieu toxique n'ont pas la résistance des cellules de l'être adulte.

Bouchardat a dit : « La glycosurie est d'autant plus redoutable que le sujet est plus jeune. Je considère de plus en plus l'âge qui précède la puberté comme une condition des plus fâcheuses dans la glycosurie. »

Cantani : « Le diabète est plus dangereux pour les personnes jeunes, et surtout pour les enfants, que pour l'homme mûr et le vieillard. Je n'hésite pas à dire que le diabète est d'autant plus pernicieux que le sujet est plus jeune.

Le traitement et l'hygiène ont-ils pu modifier la marche du diabète infantile? Il ne nous paraît pas douteux que l'on puisse prolonger de quelque temps la durée du malade par des soins judicieux et appropriés, mais la maladie continue son œuvre, sa marche se poursuit progressivement. Mlle Bielooussof dit que si quelque amélioration a été obtenue par l'hygiène et la thérapeutique, au bout de quelque temps la maladie reprend son cours naturel.

Prout et Rayer ont déclaré qu'il était presque toujours mortel.

Bence Jones : « Un enfant très faible et très jeune, dans la famille duquel a existé un diabète sévère, qui perd rapidement ses forces et son poids, urinant beaucoup, est le pire des cas de diabète ».

Nous envisagerons, en traitant du pronostic, ce qu'il faut penser des guérisons et s'il y a guérison.

La mort, dans le diabète infantile, peut être le fait des progrès du diabète lui-même ou de complications surajoutées.

Si le malade succombe aux progrès de sa maladie, c'est soit par le marasme, le dépérissement et l'affaiblissement graduel, soit par une intoxication spéciale, le coma acétonémique, qui s'appelle le coma brigtique.

Sur vingt-deux cas, Redon a constaté sept fois la mort par épuisement : « Les enfants, dit-il, se sont pour ainsi dire éteints. »

Nos observations sont presque toutes en faveur de cette terminaison du diabète et, de plus, montrent que l'on doit peut-être faire une part à la mort subite dans ces cas. West a pu l'observer chez une petite fille de 10 ans, dont l'affection était rapportée à un traumatisme cérébral. C'est sans symtômes avertisseurs d'une mort prochaine que C... et J. G... ont été trouvés morts dans leur lit.

Mais plus de la moitié succombent au coma acétonémique. Wegeli l'a noté trente-deux fois sur soixante-neuf.

Le coma acétonémique est un coma qui se produit à la suite de quelque fatigue ou même spontanément.

Kien et Foster l'ont vu survenir à l'occasion d'une fatigue, d'une marche forcée. D'autrefois, on a incriminé la réduction des boissons qui agit en diminuant la diurèse et, par conséquent, en diminuant la voie d'excrétion des toxines organiques. D'autres fois, enfin, on a accusé un régime carné trop sévère ou institué trop brusquement et qui agirait par la masse de ptomaïnes qu'il déverse brusquement dans un organisme qui a déjà de la peine à se débarrasser lui-même des déchets de sa nutrition.

La crise est annoncée souvent par des modifications de l'haleine. Freerichs a constaté une odeur aigrelette vineuse de l'haleine. Lanceraux, une odeur d'acétone. Kien, une odeur de pommes rainettes, de chloroforme très intense.

Le coma débute, chez le malade, après quelques vomissements, parfois quelques convulsions, et entraîne la mort au bout de un à quatre jours avec ou sans convulsions. Les symptômes en ont été indiqués par Kussmaul. Le début est marqué par une dypsnée souvent très intense qui n'est justifiée par aucun obstacle des voies respiratoires et contre laquelle le malade lutte par la fréquence des mouvements respiratoires. L'auscultation est négative et ne trahit aucune modification du murmure vésiculaire. Le malade est en proie à une vive agitation, pousse des gémissements, parfois des cris; les battements du cœur s'accélèrent, le malade finit par s'assoupir et entre dans le coma jusqu'à la mort.

Foster a vu le début accusé par des douleurs à l'épigastre et par la dyspnée. Southey a constaté des douleurs à l'épigastre et du délire. Kien et Sanders ont noté seulement la dyspnée. Leroux a vu une polypnée de trente-deux inspirations par minute.

Kien a décrit un type respiratoire spécial du coma diabétique. Il serait caractérisé par des inspirations énergiques avec soulèvement du thorax en masse : un arrêt court suivi d'un abaissement brusque de la poitrine avec un effort marqué accompagné d'un léger soupir, une pause, et le rythme recommence.

Le nombre des inspirations croit généralement de 18 à 28 : Southey en a observé 48 dans un cas, De Gennes, 32 ; Foster, 32.

Pendant le coma, le malade est inerte et insensible : les pupilles fixes, égales, soit dilatées, soit en myosis, les réflexes patellaires souvent abolis : ne retient plus ses urines, qui sont devenues albumineuses, chargées de cylindres. Leroux a constaté cette albuminurie terminale. Ebsteim a décrit ces cylindres. Le pouls s'accélère de 120 à 150, devient petit, dépressible, inégal, irrégulier, filiforme, imperceptible.

Kien a vu 120 à 128 pulsations.

Foster, 136 ; Southey, 132.

La température est peu élevée et, dans certains cas, s'est abaissée bien au-dessous de la normale. Kien a observé des températures rectales de 36° 6 à 35. Foster, la température axillaire de 36° 1, Southey, de 36° 5, Jacksch, la température rectale de 33° 3.

Le coma s'accentue, la respiration devient plus fréquente, moins profonde, irrégulière, stertoreuse ; les réflexes cornéens sont abolis ; les cornées se dépolissent; les extrémités se glacent, deviennent cyanotiques; la face revêt l'aspect de la mort qui se produit doucement ou accompagnée de convulsions. Mott, Bouchut, Niedergesäss, Reimer ont noté ces convulsions terminales.

La durée du coma est, en général, de un à trois jours. Exceptionnellement, Henricius l'a vue réduite à 3 heures. Sanden et Jacksch l'ont vue dépasser 3 jours.

En dehors des cas de mort par consomption et coma, les complications qui peuvent emporter le malade sont des complications pulmonaires ou tuberculeuses.

Lecorché pensait que c'est à la suite de complications pulmonaires que survient la mort, mais il croyait surtout que c'était à cause de la phtisie pulmonaire. Durand-Fardel avait dit : « La tuberculose pulmonaire appartient au diabète des jeunes enfants. » Depuis que Morton a signalé chez l'adulte la relation entre le diabète et la tuberculose pulmonaire, que Bouchardat, Griesinger, Seegen, etc., ont confirmé le fait, on avait cru pouvoir l'affirmer chez l'enfant.

Or, sur vingt-deux cas de morts signalés par Redon, trois ou quatre seulement sont attribuables au progrès de la tuberculose. Rojas n'en signale aucun cas. Leroux n'en a vu que deux ou trois cas. Mlle Bieloussof n'a noté que trois fois cette fin sur vingt cas de mort.

Plus fréquents sont les cas de congestion pulmonaire, de pneumonie, broncho-pneumonie, gangrène pulmonaire.

La pneumonie et la broncho-pneumonie ont été signalées par Archambault, Legroux, Dumontpallier, Jacoby, Leroux, Mlle Bieloousso f.

Hagenbach a rapporté un cas de gangrène pulmonaire.

Enfin, comme mort plus rare, citons les nombreux cas de mort presque subite qui ont été le dénouement d'opérations de la cataracte. Trois cas, rapportés par Leroux, sont confirmatifs à cet égard, et un cas de mort à la suite du muguet.

Pronostic

Le pronostic du diabète est des plus graves chez l'enfant: c'est ce qui ressort des faits et ce que reflète l'opinion de la presque généralité des auteurs.

Prout et Rayer disent que le diabète chez les enfants est presque toujours mortel. Senator s'exprime ainsi : « Le pronostic du diabète est absolument mauvais et à courte échéance, la médication est absolument impuissante. » Cantani dit : « Le diabète est plus dangereux pour les personnes jeunes et surtout pour les enfants que pour l'homme mûr et le vieillard. » Venables : « Je ne sache pas, quant à présent, qu'une telle issue (la guérison) soit possible. »

Leroux : « La mort est la règle, la guérison l'exception. » Si nous mettons en regard de ces opinions personnelles les chiffres fournis par les statistiques, nous trouvons que Külz enregistre 57 morts et 6 guérisons; Redon, 22 morts sur

32 cas; Rojas, 7 morts et une guérison; Wegeli, 69 morts et 15 guérisons; Mlle Bieloousof, sur 20 observations, compte 17 morts, une amélioration, 2 guérisons.

Ces nombres paraissent peu en rapport avec les opinions exprimées plus haut; cela tient assurément à la confusion qui a été faite, dans les statistiques, entre les cas de glycosurie simple et de diabète. Redon a posé ostensiblement la question; il n'admet pas la distinction de la glycosurie et du diabète. Il se range à l'opinion de Cantani: « Toute glycosurie de quelque durée doit être considérée comme un diabète, au moins commençant. »

Il n'y a pas lieu de discuter ici si les glycosuries doivent être comprises dans le diabète, nous devons simplement faire remarquer que le pronostic est variable en raison de la solution de la question.

Que nous écartions ou non les glycosuries, il est évident que de toute façon le pronostic du diabète est fort sombre chez les enfants. Si la glycosurie est transitoire, le pronostic peut être bénin s'il n'y a pas de récidive permanente à un moment donné; mais si la glycosurie est persistante, la gravité concorde avec l'opinion générale de tous les auteurs. Il n'existe pas alors, chez l'enfant, cette longue période qui caractérise le diabète gras chez l'adulte.

La persistance de l'affection pendant de longues années chez l'adulte, n'est possible vraisemblablement que parce que l'organisme offre toute sa résistance : tandis que chez un enfant, le trouble diabétique se fait sentir au moment où l'organisme a besoin de tout son bon fonctionnement pour assurer sa croissance. C'est, croyons-nous, la raison pour laquelle il ne peut résister aussi longtemps que l'adulte.

Nous avons envisagé, dans le chapitre précédent, la question de durée variable de l'affection suivant l'âge du sujet. Nous avons rappelé que d'une façon générale, plus le sujet était jeune, plus il était destiné à disparaître vite. Ce fait, qui vient aussi à l'appui de ce que nous disions précédemment, n'est parfois pas absolu. De jeunes diabétiques ont pu vivre plusieurs années, tandis que d'autres, un peu plus âgés, ont été emportés en quelques mois, voire en quelques semaines, comme s'ils avaient été atteints d'une façon absolument aiguë.

Nous tendons à admettre que le diabète est une affection qui comporte des degrés. Nous avons vu des diabètes dont les symptômes étaient caractérisés par plus ou moins d'intensité, et nous avons vu des diabètes dont les symptômes ont varié d'intensité en évoluant toujours, hélas ! vers l'exagération des symptômes.

Etant donné la gravité du diabète chez les jeunes, nous pouvons être appelé à apprécier cette gravité ; nous serons appelés ainsi à établir un pronostic relatif de l'affection.

Le pronostic relatif du diabète infantile doit tenir compte à la fois de l'intensité du trouble nutritif et des progrès plus ou moins rapides de l'affection. Rien d'absolu ne peut être avancé. Nous pouvons remarquer qu'il peut y avoir d'assez longues périodes où la maladie semble rester stationnaire, et il nous semble qu'un traitement approprié doit avoir pour effet de provoquer des arrêts du processus de la maladie et éviter les aggravations ultérieures.

A priori, on comprend toute l'influence du régime et du traitement approprié sur la durée du malade. Le diabète est un trouble chronique qui sévit chez les jeunes pendant la période de croissance et de développement, ce qui diminue forcément la durée de la résistance de la part du sujet.

Nous pouvons comparer à ce sujet nos deux observations de B... et de C... Le jeune B... avait un état général meilleur, avait plus d'entrain, était moins amaigri ; la polyurie et la glycosurie étaient moins accusées ; en un mot, l'ensemble des phénomènes cliniques observés auraient fait prévoir un diabète moins grave que chez le jeune C... où le résultat de l'examen clinique et des analyses de l'urine avait fait porter un diagnostic plus sombre. Le pronostic pouvait être encore influencé par ce fait de l'extrême gravité du diabète qui avait emporté la jeune sœur du malade de façon presque foudroyante. Notre petit C..., dont la glycosurie avait peu diminué, malgré un traitement des mieux suivis, a pu vivre près de 15 mois après le début de sa maladie, tandis que le petit B..., du même âge et dont l'affection était récente, n'ayant pas suivi de traitement, n'a survécu qu'un mois après s'être présenté à nous.

Redon et Leroux admettent que le traitement peut avoir une influence sur la durée du malade.

Rojas a vu un échec du traitement rigoureusement suivi, et Mlle Bieloousof a constaté l'implacabilité de la maladie, ne s'amendant jamais, s'aggravant toujours. Il est facile de remarquer que les aggravations de la maladie ont généralement coïncidé avec des périodes de troubles digestifs. Agissent-ils comme cause ou sont-ils une conséquence, nous ne saurions l'affirmer. L'échec du traitement, rigoureusement suivi, rapporté par Rojas, a trait au régime de Cantani. Le régime carné peut devenir un puissant facteur de putréfactions intestinales et d'embarras gastriques, surtout chez les jeunes; il n'est point besoin de rappeler ici le caractère sérieux et la gravité que les troubles digestifs peuvent prendre dans la seconde enfance.

Aussi le régime de Cantani, comme régime exclusif dans le diabète, est à peu près généralement délaissé pour les adultes, et paraît encore moins convenir dans le diabète des adolescents et surtout des enfants.

Le régime parmentier, préconisé par M. le docteur Mossé, judicieusement établi et surveillé attentivement, aura pour effet de rendre les accidents gastro-intestinaux beaucoup plus rares, de les combattre et de les enrayer. Un pareil régime, qui permet d'éviter toutes les complications accidentelles, permettra au malade de supporter plus longtemps les désordres occasionnés par la maladie. Nous ne saurions donner de meilleure preuve de cela, qu'en présentant l'observation du petit C..., qui a prolongé son existence quatorze mois, avec un diabète d'une intensité si considérable qu'il excrétait plus de 350 grammes de glycose et avait des symptômes de coma.

Du reste, l'absence de traitement rationnel du diabète pourrait justifier les accidents aigus que l'on rencontre dans les diabètes évoluant en quelques jours, si on les considère comme des diabètes ignorés, restés silencieux, dont le coma terminal a révélé seulement l'existence.

Nous n'avons pas pu justifier cette manière de voir en étudiant le cas de la petite sœur de C..., car, malgré toutes les questions que nous avons posées à la mère, nous n'avons pas pu arriver à préciser si cette enfant était diabétique depuis longtemps, quand la maladie et la mort se sont produites en moins de cinq jours.

L'existence de ces cas de diabètes à allure maligne ne doit certainement pas être mise en doute, mais il convient de faire beaucoup de réserves avant de les accepter pour tels.

Plus d'un diabète infantile a été découvert accidentellement au milieu d'une santé apparente plus ou moins bonne.

Pour résumer tout ce que comporte le pronostic du diabète chez les enfants et les adolescents, nous pouvons avancer qu'il est extrêmement grave, que l'on y comprenne ou non les cas de glycosurie terminés par la guérison.

La gravité du pronostic varie, toute précaution gardée, en raison inverse de l'âge du sujet, en raison directe de sa résistance, de la gravité du processus, du traitement et des soins dont il est entouré.

La durée de l'affection ne dépasse pas ordinairement une année pour les enfants, jusqu'à 3 ans ; deux ans, de 3 à 9 ans ; deux à trois ans, de 9 à 18 ans. Il est exceptionnel de voir un diabétique, à ces périodes de la vie, atteindre la quatrième année.

Diagnostic

Le diabète, exceptionnel chez les enfants, très peu fréquent chez les adolescents, est une maladie dont les symptômes de début, plus ou moins effacés, ne permettent souvent le diagnostic qu'à une époque où les désordres présentent déjà une certaine gravité. Nous ne discuterons pas l'importance d'un diagnostic précoce qui permet d'instituer un traitement dès les premières heures de la maladie, et peut-être, comme le pensait Redon, d'en enrayer la marche et de produire des guérisons. Nous désirons attirer l'attention sur l'exactitude du diagnostic. La liqueur de Fehling, fréquemment employée pour décéler la glycose, est un réactif qui présente la propriété de se réduire spontanément, sous l'action de la chaleur, dès qu'elle est un peu vieille.

Récemment, M. le docteur Mossé a pu rectifier le diagnostic qu'un médecin avait redouté pour son propre enfant par suite d'une erreur de ce genre. D'autre part, il ne faut point oublier que, cette cause d'erreur étant mise de côté, d'autres erreurs peuvent se produire du fait que la liqueur de Fehling n'est point le réactif exclusif de la glycose. Nombre de substances médicamenteuses ou autres peuvent produire cette réduction. De ce nombre, nous citerons : l'antipyrine, le salycilate de soude, le chloral, le camphre, la plupart des essences diverses, entre autres celle qui donne à l'urine cette odeur si caractéristique après l'ingestion d'asperges ; enfin, certaines matières albuminoïdes ou dérivées des matières albuminoïdes qu'on peut rencontrer souvent dans les urines, soit à l'état normal, soit à l'état pathologique ou après certaines maladies infectieuses : angines, dyphtérie, dothiénentérie, etc. ; acide urique, créatine, créatinine, bases hypoxanthiques, etc.

La liqueur de Pasteur, plus stable, doit être préférée à la liqueur de Fehling, mais n'élimine pas ces causes d'erreur. Le polarimètre lui-même n'est pas un procédé à l'abri de l'erreur. Dans les cas douteux, on aura recours à un chimiste qui pourra seul affirmer, par la production de cristaux de glucozazone caractéristiques, la présence d'une glycosurie. C'est en tout cas absolument indispensable toutes les fois que l'on se trouvera en présence d'une quantité de glycose de quelques grammes par litre, et surtout si l'on se trouve en présence d'un enfant au sein, où l'on doit distinguer la lactosurie de la glycosurie.

Une des causes d'erreur les plus fréquentes,

après celles-ci, consiste dans la confusion que créent dans l'esprit les notions de glycosurie et de diabète. Il est admis aujourd'hui que ces deux termes ne sont pas synonymes. Il existe des glycosuries en dehors du diabète et l'on doit distinguer les deux affections. Il est actuellement impossible de donner une définition exclusive pour ces deux affections qui convienne : *toto ac solo definito,* les cas les plus caractéristiques de glycosurie ayant évolué souvent ultérieurement en diabètes des plus caractérisés. La glycosurie est une affection bénigne et transitoire; le diabète est, au contraire, surtout pour la période de la vie qui nous occupe, une affection grave et permanente. Nous avons précédemment indiqué que les auteurs allemands actuels admettaient, en réalité, deux diabètes : l'un, léger; l'autre, grave. Leur première forme correspond aux cas de glycosurie simple des des auteurs français. Nous avons alors indiqué que la transformation de ces deux affections les unes dans les autres rendrait en fin de compte la distinction un peu arbitraire.

Le diagnostic différentiel, s'il ne peut-être établi sur l'heure avec certitude, sera vérifié ultérieurement par l'évolution. Une glycosurie disparaît et jamais l'état général du sujet n'a donné de sérieuses inquiétudes, tandis que le diabète persiste avec aggravation des symptômes et amaigrissement du malade qui aboutit fatalement à la mort.

Pour diagnostiquer le diabète, il suffira bien

souvent d'y penser. Bien des symptômes auront la valeur de signes révélateurs, comme la pollakiurie, la polyurie, la faiblesse musculaire, la sécheresse de la bouche, la soif, etc. Mais ces symptômes eux-mêmes peuvent ne pas paraître évidents, de prime abord, parce qu'ils empruntent aux circonstances et à l'âge du sujet une allure toute particulière, et, faut-il le dire, parce que, pris en eux-mêmes et à part, ils ne sont pas bien caractéristiques.

Nous allons étudier, aux différents moments de la vie, la ou les difficultés qui se présentent au médecin dans la recherche du diagnostic de cette affection.

Il est assez difficile de distinguer le diabète chez l'enfant nourri au sein. Les troubles digestifs précédant et provoquant l'athrepsie ne vont pas sans une certaine analogie : soif, diarrhée, lactosurie, ressemblent singulièrement à polydipsie, polyphagie, troubles intestinaux qui en résultent, glycosurie.

Le tableau clinique est doublé de la difficulté de laboratoire : glycose ou lactose?

Dans la discussion, à la Société Médicale des Hôpitaux de Paris, sur l'acétonurie dans les troubles intestinaux des enfants, et à l'Académie de Médecine de Berlin, Laugstein a longuement insisté sur les fréquentes analogies qui rapprochent le coma diabétique avec le coma qui termine les affections gastro-intestinales des enfants.

Le choléra infantile pourra ressembler singulièrement à un diabète grave évoluant en quelques heures.

Et si l'on remarque la fréquence des diarrhées du nouveau-né vis-à-vis de la rareté du diabète, on sera bien excusable de ne pas porter le diagnostic du diabète. Du reste, à cette époque de la vie, une distinction du diabète avec les troubles précédant l'athrepsie n'a qu'une importance relative, car la conduite à tenir vis-à-vis du malade sera à peu près identique,

Dans la période qui s'étend depuis le sevrage jusqu'à la fin de la première enfance, au moment où l'enfant prendra une nourriture qui ne différera guère qu'en quantité et non en qualité de celle de l'adulte, le diagnostic aura une importance plus grande. Le tableau clinique de chaque malade pourra offrir assez de variété pour faire méconnaître plus ou moins longtemps la maladie.

Si les symptômes grossiers du diabète sont bien accusés et s'installent d'emblée au complet, on aura l'attention immédiatement fixée par la polydipsie, la polyurie ; mais, si les symptômes sont peu accusés, si le malade n'a pas une polydipsie et une polyphagie bien marquées, s'il ne présente pas quelques troubles variés : embarras gastrique fébrile, amaigrissement, manque d'entrain, le médecin peut errer assez longtemps avant que quelques troubles, comme un phymosis, l'odeur éthérée de l'haleine, ou une remarque de la famille, vienne exciter sa curiosité et lui faire rechercher le diabète.

Il est un petit signe dont l'importance a été soulignée par Cantani et qui peut mettre sur la voie du diagnostic, c'est l'énurésie. Cantani recherche systématiquement le diabète dans tous les cas d'incontinence d'urine. Nous pourrons rapprocher de ce symptôme un autre dont l'importances est, à notre avis, des plus capitales : nous voulons parler de la pollakiurie. Un enfant de 3 ans, qui se met à demander à uriner d'une façon bien plus fréquente, attire forcément l'attention du père ou de la mère. Ce symptôme même aura une valeur bien plus considérable encore quand il s'agira d'un enfant qui fréquentera l'école. Le besoin incessant d'uriner sera l'occasion de sorties de classe et provoquera une résistance de la part de l'instituteur et la nécessité qu'a l'enfant d'uriner finira par amener forcément l'attention.

La valeur diagnostique de la pollakiurie est considérable et deviendra pathognomonique si elle est observée chez un enfant qui présente de la fatigue au moindre effort musculaire et dont l'appétit est augmenté.

La pollakiurie a fait découvrir le diabète chez la sœur de Ph. C... Elle l'a fait découvrir aussi chez lui : la mère avait, par cet exemple douloureux, l'attention éveillée sur ce symptôme; le maître d'école, non averti, refusa la permission et elle fut obligée de lui expliquer que ce n'était pas par gaminerie ni par paresse que l'enfant demandait à à sortir si fréquemment à 10 heures. La même remarque put être faite pour le petit malade soigné par M. Lancereaux (Obs. I, thèse de Mlle Biélooussof), et pour la fillette d'une dizaine d'années (Obs. de M. Gaillard) qui, pour arriver dans sa famille, n'avait qu'un trajet de trente minutes à faire en chemin de fer et ne pouvait résister au besoin d'uriner.

Pour les enfants plus âgés, en dehors des symptômes polyurie, polydipsie, se place alors l'asténie musculaire et l'amaigrissement du sujet. Toutes les fois qu'un sujet se plaint, sans cause apparente, de fatigue excessive non en rapport avec l'exercice, on doit rechercher le diabète.

L'amaigrissement inexplicable est un symptôme de moindre valeur qui pourrait contribuer à amoindrir la valeur du symptôme précédent. Rarement, l'amaigrissement seul a pu mettre sur la voie du diagnostic. Leroux rapporte une observation où l'amaigrissement était tel, que l'on crût avoir afffaire à une amyotrophie d'origine paralytique. Du reste, si le médecin est consulté au début, ce symptôme est relativement peu accusé ; on est à un moment où, seuls, attirent l'attention l'affaiblissement musculaire général et l'apparition rapide de la fatigue sans cause suffisante.

L'odeur de l'haleine, si elle est caractéristique, a pu, dans quelques cas, prendre par elle-même la valeur d'un signe révélateur; mais, en général, elle ne sert à mettre sur la voie que dans des cas de diabète déjà avancés, quoique méconnus, ou dans des cas à évolution très rapide; au début, dans des diabètes d'allure moins accélérée, ce symptôme est d'ailleurs relativement rare. Les variations et les changements dans le caractère de l'enfant, qui frappent vivement l'entourage du malade, ne peuvent guère servir que pour fortifier une présomption de diabète.

Si le diabète a eu une allure assez effacée au point d'avoir été ignoré pendant plus ou moins longtemps, le médecin pourra être appelé dans les heures qui avoisinent le coma ou même n'arrivera que quand le coma sera constitué.

Il faudra donc distinguer le coma diabétique des autres coma. Une analyse des urines serait précieuse, mais elle est souvent devenue impossible par le manque d'urine. D'autre part, nous savons que la glycosurie cesse dans les périodes comateuses et que l'urine est souvent albumineuse, chargée des cylindres urinaires décrits par Ebstein.

Chez un enfant très jeune on peut penser au choléra infantile ou à l'athrepsie aiguë. La connaissance des troubles digestifs concomittants éclairera peu le médecin. Les troubles digestifs ont une intensité moindre dans le diabète.

Chez un enfant plus âgé, l'odeur acétonémique de l'haleine pourra être un excellent indice, bien que le fait ne soit pas absolument exclusif pour le diabète.

Les différences avec le coma urémique seront tirées de l'état du sujet : l'urémique jeune est ordinairement œdémateux, le diabétique est souvent amaigri, la peau est sèche. Les convulsions sont plus fréquentes dans l'urémie. Le rythme respiratoire de Cheyne Stokes est remplacé dans le coma diabétique par un rythme tout spécial. Les respirations sont amples, profondes, longues; la poitrine est soulevée tout d'une pièce. Après un court arrêt, le thorax retombe brusquement avec un effort. Après un léger soupir, il se fait une pause et le rythme recommence.

Enfin, la température du sujet est fortement abaissée dans le coma diabétique.

Chez un diabétique avéré l'apparition du coma doit être redoutée aux signes suivants :

Diminution de la polyurie, odeur chloroformique de l'haleine ou des urines, cylindres urinaires d'Ebstein et de Külz, albuminurie notable, élimination d'ammoniaque en quantité exagérée (Hallervorden).

Pour les autres signes, annonçant ou révélant le coma, nous renvoyons au chapitre symptômalologie et au chapitre marche de la maladie.

Le diagnostic du diabète peut être posé aux divers âges et aux divers moments de la maladie, mais ne peut, dans certains cas, être posé d'em-

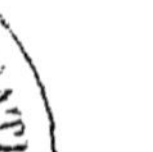

blée par suite de la vulgarité des symptômes présentés et par suite de l'atténuation qu'ils peuvent présenter chez chaque malade, pour tous ou partie seulement d'entre eux. Par ailleurs, le diagnostic du diabète ne présentera pas plus de difficulté que pour celui de l'adulte, surtout si l'enfant à un certain âge déjà.

Pathogénie

La pathogénie du diabète a exercé la sagacité de tous les observateurs qui ont tous donné des hypothèses plus ou moins vraisemblables pour expliquer cette maladie. Une des plus anciennes explications peut encore être considérée comme véridique. C'est celle de Rolle, qui a défini le diabète comme une maladie provenant de quelques changements morbifiques dans les puissances naturelles de la digestion et de l'assimilation. Les auteurs qui se sont occupés depuis de la question ont voulu préciser ce trouble physiologique de l'organisme.

Nous savons, depuis Cl. Bernard, que la glycose urinaire est le même élément qui sert normalement dans l'organisme de subtratum à l'activité musculaire. Cette glycose est emmagasinée dans le foie sous une forme spéciale : le glycogène, et il est libéré au fur et à mesure des besoins de l'organisme, et nous savons depuis, quel rôle le pancréas joue dans cet acte physiologique.

Cl. Bernard, qui a vu l'action du système nerveux central sur la fonction glycogénique du foie, n'a pas tiré parti de sa découverte en fournissant une explication du diabète. Il a rapporté à quatre causes l'hyperglycémie causant la glycosurie. Il a incriminé soit la trop grande richesse du foie en glycogène, soit sa trop grande richesse en ferments, soit la rapidité de la transformation du glycogène en glycose, soit la rapidité de soustraction du sucre au foie par le sang.

Rollo, Bouchardat, Klebs, ont incriminé les divers troubles digestifs qui peuvent altérer son fonctionnement et ses glandes; en particulier, la glande pancréatique.

Cantani a cru que le sucre, mal élaboré par la digestion, était devenu un sucre spécial inassimilable.

Foster, Dickinson, Zimmer, n'ont vu dans le diabète qu'un effet de non fixation de glycose dans le foie.

Cl. Bernard, Foster, Dickinson, Pavy, Schiff, Tiégel, y ont vu l'exagération du fonctionnement du foie.

Zimmer, une glycogénie musculaire anormale.

Pettenkoffer, Voit, Huppert, ont attribué le diabète à un vice de désassimilation des tissus, dans lesquels la destruction des matières protéiques ne s'effectuerait plus qu'en urée et sucre, et ces auteurs, avec Lécorché et Jaccoud, s'appuyaient sur une relation qui leur avait paru exister entre l'azoturie et la glycosurie, relation aujourd'hui démontrée inexacte.

Actuellement, les auteurs admettent tous que le diabète est dû surtout à un défaut d'utilisation de la glycose par l'organisme.

Mialhé, l'un des premiers à défendre cette idée, attribuait la glycosurie à une non glycolyse provoquée par un défaut d'alcalinité du sang et avait tiré une de ses preuves de l'utilité même des alcalins dans le diabète.

Bence Jones, Schülz, ont attribué le diabète au manque de la substance organique qui décomposerait le sucre, tandis que Jaccoud, Naunyn, Bouchard, l'ont attribué à un défaut d'assimilation du sucre par les tissus. Ce dernier auteur a admis que les accélérations, les ralentissements, les perversions du mouvement, nutritif, peuvent avoir pour conséquence un changement dans les propriétés physiologiques des cellules de l'organisme ; cette théorie suffit aussi à expliquer l'action des sérums sur l'organisme et la notion d'immunisation et paraît avoir quelque fondement.

Les recherches de M. Lancereaux sont venues apporter, en 1877, un fait nouveau dans la question du diabète ; c'est la constatation de la fréquence des lésions du pancréas dans cette affection, et il en a déduit une relation de cause à effet. Les observations sont nombreuses.

En effet : Cowley, Brigth, Choppart, Griesinger, Harzen, Fles, Recklinghausen, Freerichs, Klebs, Harnack, Kuss, Schapen, Cantani, Silben, Friedreich, Hasse, Lécorché, Lancereaux, Lapierre, Bouchard, Baumel, Seegen ont, tour à tour, signalé des altérations du pancréas dans les autopsies de diabétiques.

En 1889, Von Méring, et Miukowski, en Allemagne, puis MM. Lépine, Hédon, Gley, Thiroloix, en France, achevèrent d'élucider le rôle du pancréas dans l'économie. Ces expérimentateurs ont mis en évidence que l'ablation totale du pancréas produit chez le chien un diabète accompagné d'azoturie de tout point comparable au diabète maigre des adultes et que ce diabète ne se produit que quand la totalité du pancréas est enlevée.

D'autre part, ils ont démontré que le pancréas séparé de son pédicule vasculo-nerveux et réduit à l'état de greffe sous-cutanée, intervient encore dans les actes physiologiques en versant une substance spéciale dans l'économie, car l'ablation ultérieure de cette greffe reproduit immédiatement le diabète.

Le diabète ne se produit chez l'animal que lors de la destruction de la dernière parcelle du pancréas. Ce n'est pas exactement corrélatif de ce que nous voyons chez l'homme, où jamais les lésions pancréatiques vues aux autopsies ne sont aussi complètes, et où l'on a même trouvé des glandes en apparence intactes,

Les dernières recherches de Lancereaux et de ses collaborateurs, comme nous l'apprend Mlle Bieloussof, ont conduit à la conception de deux variétés de diabète chez l'homme. Dans l'une, le pancréas serait touché dans son intégrité cellulaire (diabète pancréatique cellulaire direct), tandis que dans l'autre, le trouble secrétoire serait un trouble exclusivement nerveux (diabète pancréatique nervo-cellulaire).

La première variété est la plus rare et serait amenée par les scléroses du pancréas, bien souvent consécutives à la lithiase pancréatique, aux diverses pancréatites et aux diverses dégénérescences cardiaques : graisseuses, cancéreuses.

On conçoit facilement que, dans de pareilles circonstances, l'insuffisance fonctionnelle du pancréas soit progressive et finisse par amener, un jour, la glycosurie, quand les éléments cellulaires dégénérés et anihilés ne déverseront plus leur sécrétion dans l'économie.

La variété nervocellulaire serait due à un trouble purement sécrétoire, engendré soit par un fonctionnement défectueux des centres nerveux, soit par un fonctionnement réflexe de ces centres dans une influence extérieure ou intérieure.

Les fonctions du foie et du pancréas dans la glycogénie sont sous la dépendance du système nerveux. « Le système nerveux, comme le dit Chauveau, ne saurait se dispenser d'intervenir pour régulariser cette action ». Il existe des centres excito-sécréteurs et excito-frénateurs pour ces glandes et l'expérience célèbre faite, en 1849, par Cl. Bernard, a mis en évidence un de ces centres situé dans le plancher du quatrième ventricule. Chauveau et Kaufmann ont précisé la situation de ces centres nerveux. Ils ont constaté qu'en piquant ce plancher du quatrième ventricule ou en sectionnant la moelle épinière entre l'atlas et l'axis, ils produisaient une glycosurie, c'est-à-dire le même résultat que l'ablation du pancréas. Comme, d'autre part, ces expérimentateurs ont trouvé corrélativement des preuves de suractivité hépatique, ils ont conclu que le même centre nerveux déterminé est aussi le centre frénateur du foie. Ce centre actionnerait le foie au moyen des rami-communicantes des quatre premières paires cervicales qui se transmettent au sympathique abdominal.

Une section de la moelle, entre les quatrième et cinquième paires dorsales, suivie d'extirpation du pancréas, amène l'hypoglycémie et démontre que le centre excito-sécréteur du foie n'a pu entrer en action, malgré la suppression du pancréas. C'est donc que ce centre se trouve situé entre le niveau de l'atlas et la sixième paire dorsale.

Cette expérience démontre aussi que la suppression du pancréas ne peut pas produire, par elle-même, le diabète, et que l'action du pancréas ne se produit vis-à-vis de la glycogénie hépathique que par l'intermédiaire des centres nerveux.

D'autres expériences de section de la moelle ont démontré que le centre excito-frénateur du foie était excito-secréteur pour le pancréas.

Enfin, des sections successives de la moelle et du grand sympathique ont démontré ce fait absolument intéressant, au point de vue de la possibilité de la guérison de certains diabètes nerveux, que les excitations reçues au niveau des ganglions sympathiques abdominaux sont capables de conserver l'aptitude fonctionnelle transmise par les centres nerveux.

En dehors de l'action qu'exerce la sécrétion pancréatique sur les centres nerveux glycoso-régulateurs, le fait expérimental de la désassimilation rapide que subissent les tissus après ablation de la glande, montre que cette sécrétion a une action directe sur les actes nutritifs de l'économie.

Les recherches du docteur Lépine l'ont conduit aussi à admettre l'existence d'un élément déversé dans le sang par le pancréas, qu'il a nommé le ferment glycolycique et qu'il a tenté de mettre en évidence.

La structure histologique du pancréas, qui a été particulièrement étudiée par le docteur Renaut, permet de prévoir que le pancréas peut jouer à la fois un double rôle, comme glande à sécrétion externe et à sécrétion interne. L'ordonnance des vaisseaux, vis-à-vis des ilots de Langerhaus, est typique pour le démontrer.

La démonstration prévue par l'histologie a été achevée par Thiroloix qui a réalisé la fistule pancréatique et la section du pédicule vasculo-nerveux sans produire le diabète d'emblée. Il ne s'est produit que postérieurement lors de la dégénérescence de la glande séparée de son tronc nerveux, et peu à peu, réalisant ainsi le trouble observé dans le diabète humain. Le système nerveux intervient donc dans les sécrétions par les nerfs secrétoires dont la physiologie enseigne l'existence.

Toute lésion des centres nerveux du foie ou du pancréas pourra, au même titre que les lésions macroscopiques de ces glandes, reproduire le diabète.

L'existence d'une dissociation entre les glycosuries hépatiques et pancréatiques a été tentée et tirée des faits suivants :

La section du pédicule vasculo-nerveux du pancréas, suivi de la piqûre du bulbe, ne produit en réalité qu'une glycosurie transitoire, tandis que si l'on supprime fonctionnellement le foie par la ligature de son pédicule vasculo-nerveux, suivi de piqûre du bulbe, on ne constate la glycosurie que chez les animaux ayant vécu plus de 15 heures. Cette expérience confirme en outre l'existence d'une glycogénie extra-hépatique sans la dépendance du pancréas ou plutôt l'influence du pancréas sur toute l'économie par son influence sur le système nerveux central.

Un pancréas situé en greffe épidermique et dont le pédicule vasculo-nerveux a été sectionné fonctionne encore. Si on excite le pédicule vasculo-nerveux par un courant électrique, on inhibe ce pancréas et on produit de la glycosurie. Ainsi cette glande en fonctionnant sous la dépendance du système nerveux exclusivement a reproduit la glycosurie en dehors de lésions macroscopiques.

Ces faits montrent que les lésions macroscopiques du pancréas, aussi bien que des lésions des centres nerveux, peuvent produire la glycosurie et, par suite, le diabète. Nous pouvons ajouter qu'en dehors de lésions des centres ou de la glande on peut prévoir un diabète qui serait une conséquence exclusive de l'arthritisme.

Si le diabète chez les enfants évolue presque toujours dans la forme grave ou pancréatique, ce n'est certainement dû qu'à ce le trouble nutritif apparaît à une période où l'organisme en croissance n'offre pas de résistance.

L'étiologie d'un certain nombre de cas de diabètes infantiles prouve que l'hérédité nerveuse n'est pas sans une profonde influence. Le trouble nutritif du diabète peut apparaître alors comme ne différant, pas essentiellement des manifestations hystériques ordinaires, dans lesquelles nous constatons toujours des viciations et des retards de nutrition.

Harley et Dubois ont montré qu'un grand nombre de substances ayant une action sur la vitalité des cellules produisent de la glycosurie, citons : l'alcool, l'éther, le chloroforme, le chloral, etc. La phloridgine produit même complètement le tableau du diabète pancréatique.

Le milieu organique où baignent toutes nos cellules est altéré par les maladies qui peuvent laisser des altérations à des groupes cellulaires variés. Les échanges viciés de ces cellules troublent à leur tour le milieu et retentissent par là même sur toute la vie cellulaire. Le diabète n'apparaît plus que comme une réaction générale aux divers troubles morbides héréditaires ou acquis.

M. Mossé pense que si la pathogénie du diabète a suscité de nombreuses théories parfois contradictoires et si l'accord ne s'est pas rétabli sur l'une des solutions proposées, c'est que le problème déjà difficile en lui-même n'a pas été posé sous son jour complet. D'après l'enseignement de notre maître, l'observation amènerait sur ce chapitre, comme sur bien d'autres, à l'éclectisme.

Le diabète longtemps considéré comme une *maladie* dont on s'attachait à dégager la cause et la genèse, n'est pas essentiellement une maladie, une entité morbide. C'est un *syndrome*, et comme tel, se rencontre dans des affections morbides diverses, survient au cours de troubles de la nutrition générale, plus ou moins apparents dans ce dernier cas surtout. Le *syndrome diabétique* seul fixe souvent l'attention et paraît constituer toute la maladie. Admise l'opinion conforme à la réalité et actuellement de plus en plus répandue, que le diabète est surtout un syndrome, il devient aussitôt probable que celui-ci ne relève pas toujours d'une même pathogénie, d'un processus univoque.

Le diabète procède de l'hyperglycémie (1). Or la glycose s'accumule dans le sang, soit par l'effet de la diminution de l'aptitude physiologique des cellules et tissus à utiliser le sucre élaboré par l'organisme, soit consécutivement à l'hyperproduction provoquée par l'excitation fonctionnelle anormale des organes glyco-formateurs.

L'insuffisance de la glycolyse et le ralentissement des échanges de la nutrition sont, d'après M. Mossé (2), comme pour MM. Bouchard et Lépine, l'élément pathogénique fondamental de la variété de diabète la plus fréquente, désignée sous le nom de *diabète arthritique, diabète constitutionnel.*

A côté de ces diabètes ordinaires dans lesquels le syndrome diabétique procède de l'insuffisance de la glycolyse, d'autres semblent bien procéder, comme le soutient M. A. M. Robin, d'une exagé-

(1) Pour ne pas compliquer la question, nous n'envisagerons pas ici le cas exceptionnel du diabète sans hyperglycémie, qui portent à admettre dans ces cas une action du rein sur la glycosurie.

(2) Cf. Moseé : *Le diabète et l'alimentation aux pommes de terre.* Loc. cit., p. 3 ; p. 139-140 et passim.

ration des actes chimiques de la nutrition générale avec suractivité des organes glycoformateurs.

Le diabète maigre, pancréatique, et aussi certains cas de diabète dits nerveux, relèvent-ils de ce processus pathogénique?

Enfin, dans nombre de cas, pour expliquer la genèse du syndrome diabétique, et l'efficacité de certains agents thérapeutiques. La clinique conduirait à croire (l'expérimentation n'infirme pas cette hypothèse), qu'il faut admettre un processus pathogénique complexe, l'intervention simultanée ou successive des deux facteurs de l'hyperglycémie : Insuffisance de la glycolyse et ralentissement de la nutrition, exaltation fonctionnelle morbide de la glyco-formation.

Une très intéressante thèse de Toulouse, faite par M. Lafon, aujourd'hui professeur de physiologie à l'Ecole Vétérinaire de cette ville, a contribué à éclaircir bien des points de la pathogénie du diabète restés dont l'ombre.

Cet auteur, par de savantes déductions tirées de l'étude du quotient respiratoire chez les diabétiques, est arrivé à démontrer que le diabète n'est pas une maladie avec retard ou exagération de la nutrition : Le diabétique consomme autant d'oxygène qu'un individu sain de même poids.

Le trouble diabétique serait dû à une non-utilisation de la glycose, par viciation des propriétés nutritives cellulaires. Cet auteur a encore montré que certains hydro-carbonés, comme le sucre, la levulose, la lactose, avaient un coefficient d'utilisation pour les diabétiques, et il concluait à une non-proscription des aliments hydro-carbonés dans le diabète : les essais devant être contrôlés par des analyses, de façon à arriver à une ration alimentaire *optimum* comme utilisation.

Ce sont ces notions que nous avons adoptées pour établir le traitement du diabète, et les bons résultats obtenus servent en quelque sorte de confirmation aux théories qui ont été émises. C'est ce en quoi l'étude pathogénique peut servir jusqu'à présent puisqu'elle n'a point fait la preuve de l'unité du diabète et qu'elle ne nous en a pas intimement expliqué le mécanisme.

Traitement

Le traitement du diabète comporte un régime alimentaire et un traitement thérapeutique :

Le régime alimentaire est justement considéré à l'heure actuelle comme bien plus important que l'administration des divers médicaments antidiabétiques dont la liste qui s'accroît tous les jours en justifie peut-être le peu d'efficacité.

Le régime alimentaire de l'individu normal comporte des aliments hydrocarbonés des albumines et des graisses. Depuis longtemps on avait remarqué que l'ingestion des aliments hydrocarbonés chez le diabétique provoque une augmentation du glycose urinaire et de la polyurie ; aussi, devant l'aggravation de ces symptômes avait-on décidé la restriction ou même la suppression de cette classe d'aliments comme absolument contraires à ces malades. Les régimes de Rollo, Cantani, Marchal (de Calvi), Bouchardat, reposent sur cette idée. Mais si la restriction des sucres et féculents est utile, l'expérience a démontré que les régimes exclusifs, en particulier le régime Cantani, sont loin d'être aussi favorables qu'on l'avait prétendu ; les brusques accidents survenus au cours de leur application ont amené les auteurs à permettre l'ingestion d'une petite quantité de féculents. Nous savons aujourd'hui, après les travaux de Dühring, Norden, G. Lafon, professeur à l'école vétérinaire de Toulouse, Labbé, Mossé, que tout l'amidon des aliments absorbés n'est pas rejeté sous forme de glycose inutilisé et que, suivant la nature des aliments, une plus ou moins grande partie de l'amidon qui y est contenu est retenue et utilisée. C'est une vérité qui avait été entrevue, il y a déjà longtemps, par Dühring, quand il avait prescrit un traitement en opposition de ceux de Cantani où il faisait entrer 120 grammes de céréales par jour dans l'alimentation du diabétique (riz, semoule, gruaux, orge perlé). Et que William Budd a certainement dépassé en ordonnant aux diabétiques en état de dénutrition de grandes quantités de sucre pour soutenir leurs organes.

Bouchardat, lui-même, comme l'a rappelé M. le professeur Mossé, fait remarquer combien la privation des hydrates de carbone dans le régime des diabétiques est une chose grave, et cherchait à permettre une petite quantité de ces derniers en surveillant les effets produits.

Depuis les travaux de M. le professeur Mossé sur la pomme de terre, et plus tard ceux de Norden sur les avantages de l'avoine chez les diabétiques, l'utilisation des différents hydrates de carbone dans le diabète a été reprise par de nombreux auteurs.

La valeur des divers hydrates de carbone étudiée récemment par Labbé (*Revue de Médecine,* 1907), au point de vue de leur tolérance par les diabétiques, se classe de la manière suivante :

1° Pomme de terre ; 2° farine d'avoine : 3° macaroni ; 4° chataignes ; 5° riz : 6° haricots : 7° lentilles : 8° pois : 9° lait ; 10° pain ; 11° Sucre.

« La pomme de terre, conformément à l'opinion de Mossé, écrit cet auteur, m'a semblé avoir les plus grands avantages comparée aux autres aliments hydrocarbonés : elle a toujours offert une supériorité.

Ainsi, mise en regard dans cinq cas avec la farine d'avoine, elle a été trois fois mieux tolérée que celle-ci, et la farine d'avoine ne l'a emporté que deux fois sur la pomme de terre. Comparée au pain, la différence est beaucoup plus grande. La pomme de terre a eu six fois l'avantage, le pain une fois seulement : dans plusieurs cas, la tolérance du diabète a été deux fois plus élevée pour l'amidon de pomme de terre que pour celui

---

(1) Marcel Labbé : Etude sur la physiologie des diabètes sucrés (*Revue de Médecine*), 1907 p. 748.

du pain. Pratiquement, elle offre encore cet avantage très grand d'être volontiers acceptée, même à dose élevée, par les diabétiques, de remplacer pour eux assez bien le pain et de se prêter à des préparations variées auxquelles on peut incorporer une forte proportion de graisse ».

M. le Professeur Lafon, dans son excellent travail (1) que nous avons eu souvent l'occasion de citer, avait dit de son côté « avoir constaté que les pommes de terre, dans certaines formes de diabète diminuent la glycosurie de près de 50 °/o pour une même quantité d'hydrates de carbone alimentaires, sans que, pour cela, les combustions soient augmentées. Cela montre que les hydrates de carbone de la pomme de terre sont mieux utilisés que ceux de l'alimentation ordinaire ».

C'était la conclusion présentée presque sous une forme identique par notre Maître dans un travail publié en 1901 sur *La genèse de l'amélioration des diabètes sucrés,* soumis au régime des pommes de terre (2).

La pomme de terre de terre, aliment riche en eau et en sels minéraux de potasse, contenant un amidon facilement utilisable (3), semble être un

---

(1) Thèse Toulouse, 1906, *loc. cit.*, p. 171.

(2) *Journal de Physiologie et de Pathologie générale*, septembre 1901, p. 796.

(3) Bien que porté à attribuer la première place à la farine d'avoine, M. Lauritzen (de Copenhague), au congrès de théra-

un aliment particulièrement utile aux diabétiques. C'est là une notion qui avait peut-être ouvert une « période révolutionnaire », comme on a bien voulu le dire dans la *Presse Médicale* où M. le professeur Mossé publia ses recherches et travaux.

Nous apportons aujourd'hui des observations qui montrent que les bienfaits du régime Parmentier qu'il avait découverts chez l'adulte se sont fait sentir chez les jeunes sujets atteints du diabète sucré.

La subtitution des pommes de terre au pain doit donc être prudemment essayée toutes les fois que le diabète est observé à un âge ou le pain entre pour une part réelle dans l'alimentation du patient.

M. le professeur Mossé pense que dans les cas de diabète où l'alimentation est particulièrement difficile (sujets jeunes, sujets diabétiques avec lésions rénales ou albuminurie (V. T. Colombier, Fouaré. 1905), la parmentière est un aliment utile. Il semble apporter à l'économie, dans ce cas, des albuminoïdes sous une forme avantageuse.

La farine d'avoine préconisée par Noorden pourra aussi trouver son indication et contribuer à faciliter et à varier le régime des très jeunes malades; mais on n'oubliera pas d'exercer

---

peutique et de diététique (Copenhague, mai 1905), avait reconnu la bonne utilisation des hydrates de carbone de la pomme de terre dans le diabète. (*Mediz. Klink.*, 1905, n° 39).

une surveillance encore plus attentive qu'avec l'emploi des parmentières, en raison des faits signalés par Labbé et que nous avons cités.

Les heureux effets que nous avons rapportés (Obs. E. Br..., J. G...), chez les enfants de 10 ans à plusieurs reprises permettent de prévoir que la pomme de terre pourra sans doute être prescrite aux enfants moins avancés en âge et qu'elle conservera pour eux toutes ses propriétés bienfaisantes et utiles; additionnée de lait elle contribuera à l'amélioration des jeunes malades.

Les sels de potasse contenus dans la pomme de terre ne peuvent avoir que le plus heureux effet pour rétablir l'alcalinité du sang et favoriser la glycolyse chez eux.

Chez les malades de 10 ans et chez les malades plus âgés, la lecture des observations que nous publions et dans lesquelles on a utilisé le régime parmentier montre que l'on n'a eu qu'à se louer de ce régime, qui s'est montré supérieur sous tous les rapports à l'alimentation au pain. Diminution de la soif, diminution de la glycosurie, amélioration du syndrome urinaire, constatée par la dimition des produits de désassimilation, urée, acide phosphorique, chlorures qui sont contenus dans l'urine.

L'acidité urinaire diminue dans de notables proportions, comme nous l'avons constaté personnellement chez Ph. C... et P. A..., alors que nous

nous occupions de la rechercher sous la direction de notre maître, M. le docteur Mossé.

Nous n'avons pas tiré état de ces recherches dans notre travail, mais nous ne pouvions manquer de signaler ici l'importance de ce fait qui montre que l'alcalinité du sang est accrue dans le régime parmentier, et que, par conséquent, il doit éviter, plus que d'autres, les chances de coma, dont l'éventualité et la gravité sont si fréquentes dans le diabète des jeunes.

Nous voyons aussi constatée, dans ces observations, l'amélioration de l'état général, du bien-être et des forces du malade avec le régime de notre maître.

Devant les bons effets que nos malades ont tiré de cette méthode, n'est-il pas légitime de penser qu'elle doit être essayée avec prudence dans tous les cas où elle sera possible, d'espérer que les jeunes malades en éprouveront aussi les bienfaits?

« Mais comme l'a recommandé M. le professeur Mossé, il faut agir avec circonspection, tâter la susceptibilité individuelle du malade, « son équation personnelle », suivant l'expression de Bouchardat, les conditions qui font varier la tolérance et les limites de cette tolérance pour les féculents. A cet égard, en dehors des circonstances bien connues qui diminuent et augmentent la glycosurie, M. Mossé a souvent constaté aussi, que parfois, il y a pour cause connue une sorte de résistance fonctionnelle, et, à côté du régime, il est indiqué de faire appel aux moyens thérapeutiques dont nous disposons.

On doit donc essayer, tâtonner, avant d'établir la ration maximum que puisse supporter un enfant diabétique. Nos observations montrent quelques essais de ce genre.

La médication alcaline, dont les effets sont de même ordre que ceux des parmentières, a permis à notre maître de démontrer, par les analyses de parmentières, qu'en kilog de pommes de terre, l'équivalent d'un litre d'eau de Vichy introduit dans l'organisme, sera employé avantagement comme auxiliaire du régime.

Les corps gras, excellents thermogènes, seront très utiles s'ils sont bien supportés et, en cela, devront être judicieusement dosés ; il ne faut pas provoquer l'intolérance qui se produit vite avec ce genre d'aliments et amène des embarras gastriques dont l'effet est toujours mauvais dans le cours d'un diabète et marque des aggravations de l'état. Le beurre frais, les jaunes d'œuf, les sardines à l'huile, sont indiqués à côté ou en remplacement de l'huile de foie de morue, si celle-ci ne peut être supportée.

Les médicaments stimulants ou auxiliaires de la nutrition seront employés, mais le seront avec prudence. L'arsenic aura de bons effets. Le quinquina sera un excellent tonique. L'opium, à une certaine période de la maladie, est un précieux auxiliaire contre les douleurs. Il ne faut pas oublier qu'il faut le manier avec grande prudence chez les enfants et surtout s'il y a menace du côté du rein. (Albuminerie), Chez P. A.

M. le docteur Boudot dit que toutes les pilules d'opium lui ont donné les meilleurs résultats.

Enfin, les médicaments antidiabétiques devront n'être employés que dans les cas spéciaux, car d'un côté il reste vrai que l'on doit-être sobre de médicaments actifs chez les enfants et, de l'autre, le peu d'efficacité des agents proposés et surtout les dangers qui accompagnent leur facile abus, doivent nous rendre circonspect.

L'antipyrine diminue la glycosurie et la polyurie, mais elle diminue aussi l'excrétion urinaire; son emploi, comme l'a parfaitement indiqué M. A. Robin et comme l'avait trouvé M. le docteur Mossé, ne doit pas être longtemps prolongé. La densité des urines augmentant, doit être un signe avertisseur d'en cesser l'emploi au plus vite.

Les bromures ont pu donner quelque amélioration dans les formes nerveuses du diabète. Mais les inconvénients de tous ces médicaments est d'altérer les fonctions digestives si nécessaires à ces malades.

L'opium dont les propriétés antiglycosuriques sont bien connues sera un médicament auquel on aura plus fréquemment recours, depuis que l'on sait que le laudanum est moins redoutable qu'on ne le craignait chez les enfants.

L'opothérapie pancréatique n'a donné, dans l'observation n° 1, aucun effet bienfaisant appréciable. Pradines montrait aussi que la seule voie, la voie rectale, qui avait paru donner quelques résultats, était une voie trop susceptible pour permettre un traitement régulier et que le médecin n'a pas encore trouvé ici une voie thérapeutique.

Enfin, à côté du traitement et du régime, il faut entourer les jeunes diabétiques des plus grands soins pour les prolonger. Eviter le froid, assurer l'hygiène de la peau, telles sont les principales indications.

OBSERVATIONS

Les observations que nous présentons ont été recueillies toutes, sauf une, dans la région toulousaine. La plus ancienne remonte à 1897, la dernière toute récente est de cette année même (1908). Toutes ces observations ont trait à de jeunes malades appartenant à des familles laborieuses, ce qui contredit certainement l'opinion que Leudet avait formulée vis-à-vis des causes favorisant l'apparition du diabète chez les adultes. D'autre part, si nos jeunes malades n'ont pas appartenu à la classe oisive de la société, ils n'ont pas non plus été astreints aux privations engendrées par la gêne et la misère.

Ces cas de diabète que nous avons pu réunir indiquent la rareté de l'affection et montrent aussi que celle-ci n'est pas exceptionnelle. Nous avons montré que les statistiques anglaises rapportées par Redon et appliquées à la France feraient admettre qu'il y a au moins une centaine d'enfants atteints chaque année. Les faits connus sont loin de correspondre à cela. Ces cas semblent un peu plus fréquents maintenant que l'attention est plus facilement appelée sur les signes révélateurs du diabète, mais une statistique sera difficile à produire sur ce point. Remarquons en effet que sur nos dix observations inédites, une seule fois la malade s'est présentée spontanément à l'hôpital et ce n'était pas pour demander son admission. Tous nos autres cas ont été fournis par la clientèle privée et envoyés par des médecins traitants.

Nos observations renferment des cas de diabète observés six fois dans le sexe masculin et quatre fois dans le sexe féminin. Si nous y ajoutons le cas actuel (1) que nous connaissons dans la famille de nos malades (observations I et II) nous constatons une sensible égalité : six garçons contre cinq filles. Notre statistique quoique bien restreinte est plutôt en faveur de l'opinion de Leroux que de celle de Redon et quelques autres auteurs qui voient dans le sexe féminin à ces âges une fâcheuse prédisposition au diabète.

Au point de vue de l'âge des malades cinq cas sur dix, juste la moitié de nos observations sont relatives à des enfants de dix à 14 ans. S'agit-il là

---

(1) La cousine germaine des enfants C... qui ont succombé au diabète vient de présenter cette année même des symptômes de cette maladie. Cette petite malade âgé de 9 ans ne nous a pas encore été présentée.

d'une simple coïncidence, ou bien, faut-il penser que le diabète des enfants est plus fréquent à cet âge, dans nos régions du moins ? L'autre cas que nous connaissons actuellement en évolution augmente la proportion de nos malades frappés dans cette période. Toutefois si cette fréquence mérite d'être signalée, il serait prématuré d'en tirer une conclusion. Nous avons déjà observé dans la bibliographie une recrudescence des cas enregistrés à cette époque de la vie qui coïncide assez bien avec l'époque où doit s'affirmer la sexualité.

Au point de vue des causes qui ont paru provoquer l'apparition de la maladie, nous remarquons, dans un cas, une maladie infectieuse, la rougeole, qui a précédé à court intervalle l'éclosion du diabète. Dans un autre cas, celui du docteur Séran, on pourrait penser que l'influence maremmatique du pays où la petite malade venait de séjourner aurait pu avoir quelque influence sur le développement de la maladie. Cette coïncidence mérite d'être relevée, puisque Burdel, Verneuil ont cru que le paludisme pouvait être un facteur de diabète. Cette opinion semble aujourd'hui avoir reposé sur des faits insuffisamment démontrés. Les recherches de M. le docteur Mossé sur ce point (Glycosurie et Paludisme, *Gazette Hebdomadaire,* 1882, et *Revue de Médecine,* 1888) ont contribué à faire admettre, conformément à l'opinion de Leroy de Méricourt, Colin, Rochard, Sorel, Dieu, Grall, etc., que si la glycosurie passagère peut se montrer à la suite de l'intoxication palustre, celle-ci n'a point, dans l'étiologie du diabète, le rôle que lui accordait Burdel et Verneuil.

Un cas, celui du docteur Sorel (observation VII), ne peut servir pour la démonstration de l'origine tuberculeuse de la maladie, car nous ne savons si la tuberculose des ganglions mésentériques a été antérieure ou postérieure au diabète. Dans les autres cas nous relevons deux fois des traumatismes physiques, deux fois des émotions morales et une fois aucun fait bien net. En dehors de toute commotion physique, nous voyons une émotion morale, comme chez P. A. (observation IV), être bientôt suivie du diabète et l'on s'est demandé s'il n'existait pas une relation pathogénique directe entre ces deux faits successifs. D'autre part, on peut se demander encore si, dans le cas de traumatisme ordinaire, l'ébranlement moral qui accompagne le choc physique ne pourrait pas être invoqué comme facteur du diabète au même titre que le traumatisme lui-même, et nous serions portés à croire qu'il a peut-être dans bien des cas une importance bien plus grande.

Mlle Bieloóussof ne constatait-elle pas, dans ses observations, l'indifférence du lieu et de la force du traumatisme dans les causes qui ont paru déterminer le diabète du traumatisme ? Si les émotions morales, si la peur sont capables de déterminer le diabète, nous en tirerions un argument à l'appui de l'influence probable de ce trouble nerveux dans le développement du diabète. Ne pourrions-nous de plus faire ici un rapprochement qui se présente à notre pensée? L'hystérie amène, elle aussi comme le diabète, de profonds troubles transitoires ou définitifs dans la nutrition générale ou locale.

Nous relevons dans la plupart de nos observations l'arthritisme dans les ascendants héréditaires des malades. Nous ne pensons pas que l'arthritisme doive être invoquée comme cause directe, car le nombre des arthritiques et fils d'arthritiques non diabétiques est trop considérable vis-à-vis de nos cas positifs ; nous ne pouvons cependant dissimuler que le terrain préparé par l'arthritisme ne paraisse un terrain de choix. Dans une idée analogue, au point de vue de l'hérédité du diabète. nous ne voyons aucune de nos observations confirmer ce fait maintes fois rapporté dans la bibliographie. Nos cas de diabète ont paru éclater dans l'évolution d'une famille arthritique comme une manifestation isolée pouvant frapper plusieurs membres dans la descendance. Nous pouvons relever le nervosisme en même temps que l'arthritisme dans les antécédents de nos malades. La mère de B..., la mère de A..., la mère de Cl... (obs. Seran), sont signalées comme des nerveuses. L'association du nervosisme et de l'arthritisme paraissent donc créer le terrain favorable sur lequel les causes occasionnelles paraîtront prendre le rang de causes déterminantes.

Au point de vue de la symptomatologie, nous avons retrouvé les grands symptômes du diabète avec une physionomie propre pour chaque malade.

La polyurie et la polydipsie, qui sont si fréquentes et si démonstratives, peuvent être effacées chez certains malades. Dans l'observation communiquée par le Docteur Sorel, nous voyons que ce docteur, qui a soigné pendant un mois le père de l'enfant, n'a pas été consulté par les parents sur des phénomènes de polyurie et de polydipsie qui n'auraient pas dû, s'ils avaient été quelque peu marqués, comme nous le voyons d'ordinaire dans cette catégorie de malades, échapper à l'attention des parents.

La diurèse du jeune B... (obs. III) et de l'enfant de l'observation (VIII) Cantelli, ne sont pas non plus bien excessives. Ces cas montrent donc qu'il ne faut pas compter, comme signe révélateur constant du diabète, sur la polyurie dans tous les cas de diabète infantile.

La pollakiurie est certainement un facteur très important de découverte du diabète. Nous l'avons vue dans les (observations I et II) amener la découverte de la maladie et nous l'avons vue souvent aussi rappelée par les auteurs. L'importance de ce symptôme est grande chez ces enfants qui fréquentent l'école et les instituteurs sont les premiers à remarquer ces sorties fréquentes des enfants et leur témoignage est donc précieux.

La polyphagie est un des symptômes qui apparaît le moins marqué et dont la durée, quand elle a existé, est des plus abrégée. L'appétit du petit Ph. C... a paru augmenter dans les premiers temps de sa maladie et pendant tout le temps qu'il a été sous la direction du docteur Mossé, il n'a présenté aucune tendance à augmenter la quantité de la nourriture qu'il recevait d'ailleurs, il est vrai, plus abondante que celle d'un enfant de son âge.

L'autophagie que révèle l'amaigrissement et la perte de poids du sujet n'ont jamais atteint dans nos observations les limites que nous avons vues rapportées par certains auteurs. Le jeune Ph. C..., au bout de quelques mois de traitement, avait vu son amaigrissement enrayé et avait même gagné quatre kilos. L'amaigrissement malgré l'appétit a été souvent remarqué par les parents, mais cette anomalie ne semble retenir définitivement l'attention comme phénomène pathologique que lorsque l'émaciation devient très apparente, ce qui ne se produit généralement pas très vite. La lassitude a été un phénomène plus constant chez presque tous nos diabétiques et, à la campagne surtout, il a frappé les parents alors que l'enfant avait bon appétit.

Le traitement médicamenteux, en dehors des stimulants généraux de la nutrition, n'a donné aucun résultat bien appréciable. Les essais d'ingestion de pancréas en nature, chez B... et Ph. C..., n'ont pas été suivis de succès; nous pourrions ajouter même, que l'ingestion de cette substance, pour peu qu'elle rebute le malade, pourrait troubler les digestions, et à notre sens, il vaut mieux alors s'abstenir rapidement de l'opothérapie par les voies supérieures.

Les quelques effets encourageants de cette médication, signalés chez l'adulte par Pradines, dans sa thèse de doctorat (Toulouse, 1896), ont été obtenus par voie rectale ; nous n'avons pas eu l'occasion de vérifier cette action dans nos observations.

Le véritable traitement du diabète jusqu'à présent est dans le régime.

Les observations que nous présentons sont bien justificatives des effets qu'on peut obtenir suivant les régimes adoptés. Le régime carné, exclusif ou prépondérant, semble chez l'adulte plus nuisible qu'utile. Dans le diabète des enfants, il nous semble qu'il l'est encore davantage. L'observation VI montre bien que ce régime peut devenir un puissant facteur d'infection intestinale et d'entérite ; aussi, nous paraît-il devoir être proscrit.

Les hydro-carbonés et le lait sont, *à priori*, des aliments très recommandables chez les jeunes et exclusivement recommandables chez les très jeunes.

La difficulté, nous l'avons vu au chapitre *Traitement*, réside précisément dans le mode d'administration et le dosage. Il faut les proportionner à la tolérance des jeunes malades. Chez nos malades plus âgés, chez lesquels on a appliqué le régime parmentier défini par notre maître, toutes les fois que le régime ordonné a été suivi, nous en avons pu constater les bons effets par l'amélioration de l'état général et des forces, la diminution de la polyurie et de la glycosurie.

Nous pouvons constater, en outre, que quand on a abandonné les pommes de terre pour revenir au pain, ou quand on a négligé trop complètement ce régime, une aggravation de l'état général s'est produite. A cet égard, l'opposition entre les observations II et III est remarquable. Chez Ph. C..., les phénomènes généraux étaient graves et l'allure du syndrome urologique tout comme les symptômes d'intoxication diabétique, pouvaient inspirer les plus vives inquiétudes au point de vue de l'imminence des accidents de coma prochain. La médication alcaline à haute dose et la substitution des parmentières au pain, substitution qui, d'après la théorie défendue par notre maître, M. le professeur Mossé, introduit dans l'organisme des alcalins très utiles, a été suivie de la diminution, puis de la disparition des phénomènes menaçants ; le sucre n'a pas diminué, tout d'abord, au contraire, mais nous savons que dans les cas de coma menaçant l'abaissement du taux de la glycosurie est un phénomène alarmant.

Chez Br... (Obs. III), M. le docteur Ribis signale l'aggravation des phénomènes qui accompagnèrent l'abandon du régime parmentier, accident bientôt suivi d'affaiblissement progressif et de coma final. Chez B..., il semble y avoir eu de la répulsion pour l'ingestion des parmentières; dans ces cas, les farines d'avoine et de riz paraissent à notre maître, M. le professeur Mossé, devoir être recommandées comme des succédanés indiqués. Malheureusement, à cette période de la maladie, on résiste peu aux caprices des enfants, surtout quand le médecin ne laisse pas ignorer, comme c'est son devoir, que la maladie, quel que soit le régime, déjouera après un temps plus ou moins long les efforts de la science.

Le régime lacté et l'addition de lactose ont eu un résultat encourageant entre les mains de M. le docteur Séran, chez sa malade âgée de deux ans et demi; il aurait sans doute prolongé l'existence de sa petite malade encore un certain temps, si l'influence de deux accidents fortuits (chûte dans un escalier, brûlure), n'avaient provoqué une aggravation rapidement fatale.

Lazard, dans sa Thèse de Paris (1907), a été plus loin que nous, en conseillant aussi l'emploi des hydrocarbonés dans le diabète. Le choix du sucre est certainement excessif et nous n'oserions pas le conseiller. Les recherches de M. G. Lafon, professeur à l'Ecole Vétérinaire, dans sa thèse de doctorat (Toulouse, 1904) ont montré qu'une partie de la saccharose pouvait être assimilée, car la lévulose, produit de dédoublement de cette substance, est assimilée dans une notable proportion par les diabétiques. D'après les mêmes travaux on peut assurer que la lactose est utilisée dans une proportion dépassant 40 °/₀ et qu'elle doit convenir bien mieux puisqu'elle comporte un coefficient d'utilisation qui est près de deux fois et demi celui de la saccharose.

OBSERVATION I

(Inédite).

(Communiquée par M. le professeur Mossé. Résumée d'après les renseignements fournis par la mère de l'enfant).

Diabète chez un enfant de 5 ans, paraissant en bonne santé. Mort en moins de trois semaines.

Thérèse C..., sœur du petit malade, sujet de l'observation II, âgée de 4 ans 9 mois, s'était toujours très bien portée. Un des premiers jours du mois de juillet 1903, elle se plaignit d'avoir mal à l'estomac et d'être fatiguée. Bien que cela ne parut pas bien grave à Mme C..., elle pria M. le docteur Marini de voir si l'enfant n'aurait pas besoin d'être purgée. Un léger purgatif fut prescrit, et Thérèse C... qui n'avait pas gardé le lit, se trouvant bien, continua de fréquenter l'école sans que rien de nouveau trahît l'existence d'une maladie. Cependant, après une période que l'on peut évaluer approximativement à cinq ou six jours, l'enfant se trouve fatiguée mais ne cesse pas d'aller à l'école. Comme celle-ci touche la maison, l'enfant vient, pendant la récréation, demander souvent quelque chose à manger, même très fréquemment. De plus, son aspect change, elle paraît maigrir; une voisine, dont la sœur est diabétique, frappée de voir Thérèse demander continuellement à satisfaire « son petit besoin » et uriner beaucoup, conseille à Mme C... de faire analyser l'urine. Celle-ci garde le 15 juillet son enfant à la maison, afin de recueillir les urines ; elle remarque que le linge mouillé est « comme empesé ». La quantité totale s'élève à deux litres et demi environ. L'analyse de M. Deguiral, pharmacien à Toulouse, révèle la présence de 70 grammes de sucre par litre, soit 175 grammes environ pour les vingt-quatre heures.

Le 17 juillet, Thérèse a quelques vomissements, se trouve très fatiguée, garde le lit, inonde continuellement sa couche — ce qu'elle ne faisait pas auparavant — sa mère constate de plus, à ce moment, une mauvaise odeur spéciale que répand l'haleine et qu'elle devait plus tard reconnaître chez son fils. Le docteur Marini, rappelé, est surpris de l'état de maigreur et du changement survenu en quelques jours. L'état s'aggrave à vue d'œil, Thérèse tombe dans un état de somnolence qui s'accentue rapidement, la respiration devient « forte, comme gênée ». Mort dans le coma le 19 juillet.

Interrogée sur les causes qui pourraient avoir occasionné cette maladie chez son enfant, la mère répond qu'elle ne connaît aucune cause saisissable mais que Thérèse, avant l'éclosion des accidents qui devaient l'emporter de façon si rapide et si inattendue pour ses parents, avait éprouvé, à peu de distance, deux fortes commotions morales. Elle était devant la porte de sa maison au moment où son frère Philippe, âgé de 10 ans, fut mordu et traîné sous ses yeux par un chien que l'on croyait enragé. Très effrayée, saisie de tremblement, elle se réfugia auprès de sa marraine qui eut grand peine à la faire revenir à elle. A peu de temps de là, Thérèse se trouvait un jour sur la route, au moment ou le cheval d'une estafette en manœuvre passa au galop, tout contre elle et frôla ses vêtements. Emotionnée brusquement par la peur du danger, elle fut secouée de sanglots qui ne purent être que lentement calmés par sa mère.

Antécédents héréditaires. — Dans la famille, Mme C... ne connaît pas de diabétiques, ni dans la lignée paternelle, ni dans la lignée maternelle. Mais des deux côtés on trouve de l'arthristisme et des affections du foie.

Le père des enfants a toujours été en bonne santé, sauf dans la première année du mariage où il a eu une fièvre muqueuse. — (En 1907, c'est-à-dire trois ans après la mort de ses enfants, il a eu, à la suite d'un froid (?), une maladie du foie, qui « avait grossi » (?). Il est resté jaune pendant trois mois, et à plusieurs reprises est devenu encore « jaune de temps en temps »).

Mme C.... a eu trois atteintes de rhumatisme aigu.

La grand'mère maternelle, encore en vie, a eu à deux reprises des « *attaques de foie* qui l'ont laissée jaune », l'une à l'âge de 20 ans, a duré longtemps; l'autre, il y a une dizaine d'années.

Le grand-père paternel a eu la jaunisse durant son service militaire, est mort d'une maladie de cœur à 67 ans. Le grand-père maternel a eu une sciatique et de l'eczéma.

OBSERVATION II

(Inédite)

(Communiquée par M. le Professeur Mossé).

Diabète familial (1) infantile, chez un garçonnet de 11 ans, dont la sœur, âgée de 5 ans, venait d'être emportée en quelques jours par un diabète aigu. — Antécédents héréditaires. Arthritisme et hépatisme. — Forte émotion morale comme cause provocante dans les deux cas. — Régime Parmentier : Rémission et amélioration. — Evolution en 18 mois.

Philippe C..., habitant dans sa famille à quelques kilomètres de Toulouse, nous est amené à la consultation de l'Hôtel-Dieu le 13 octobre 1903 par sa mère qui nous expose les faits suivants : Son enfant, aujourd'hui âgé de 11 ans, avait toujours eu une assez bonne santé jusqu'au mois de

---

(1) Nous employons ici le terme *familial* parce qu'un autre membre de la famille, *cousine germaine* des deux enfants C..., âgée de 9 à 10 ans *n'habitant pas sous le même toit que ceux-ci*, est actuellement atteinte du diabète sucré. Le diagnostic a été confirmé par des analyses faites à Toulouse depuis quelques semaines par M. Saloz. Pendant que nous donnions nos soins au jeune Ph. C..., nous avons recherché la glycose dans les urines du père, de la mère et d'une jeune sœur de Ph., c'est-à-dire de tous les membres de la « maisonnée ». Résultat négatif. Nous n'avons pas eu l'occasion,

juillet de cette année ; comme maladies, Ph. a eu seulement une rougeole légère à six mois et deux fois la diarrhée d'été à l'âge de 7 ans et de 8 ans. Il était d'ordinaire gai, vif, enjoué.

Le 20 mai dernier, grièvement mordu au mollet par un chien de haute taille, il tombe à terre, est roulé pendant plusieurs mètres jusqu'au moment où le père accourt et fait lâcher prise au chien. Une forte commotion morale avait naturellement augmenté les effets du traumatisme physique. La plaie convenablement pansée se cicatrise en 8 jours, sous l'influence des pansements et du repos. L'enfant paraissait déjà remis des suites de cet accident, quand sa sœur, pour laquelle il avait une grande affection, tombe malade et meurt en quelques jours du diabète (20 juillet 1903). Nouvelle émotion déprimante. Ph... change de caractère, devient triste, abattu. Ses parents attribuent d'abord cet état au chagrin causé par la mort de sa sœur. Puis, en août-septembre, ils remarquent qu'il urine assez souvent et « ne profite pas », bien qu'il ait bon appétit.

Encore impressionnés par la maladie de leur fillette, et redoutant le diabète, ils apportent l'urine chez M. Deguiral, pharmacien à Toulouse. L'analyse révèle la présence du sucre. Malgré les premiers soins donnés à l'enfant par M. le docteur Marini, la situation ne s'améliore pas. Elle semble au contraire empirer progressivement. L'inquié-

---

depuis cette époque, de procéder à de nouvelles analyses. Elles s'imposeraient d'autant plus que le père des enfants — nous le relatons dans l'observation — souffre maintenant (juillet 1908) d'une « maladie du foie » depuis plusieurs mois.

Le père de la fillette aujourd'hui diabétique est cousin germain du père et sa mère est sœur de la mère de nos petits malades des observations I et II. La coïncidence de trois cas de diabète infantile chez des enfants, proches parents, mais n'habitant pas tous ensemble est un fait assez rare pour être relevé ici.

tude augmente, et au moment où nous reprenions notre service à l'Hôtel-Dieu, on vient nous soumettre ce cas de diabète familial.

Antécédents héréditaires. — Déjà signalés dans l'observation précédente.

Etat actuel. — Philippe C... est émacié, triste. La peau sèche, les traits tirés, le teint terreux, la figure petite, allongée lui donnent un aspect bien différent de celui des enfants de son âge et font penser à un trouble profond de la nutrition. Quelques petites taches brunes sur le visage laissées par une éruption récente de boutons.

L'examen clinique des divers appareils ne révèle pas de lésions appréciables. Les dimensions du foie ne sont pas exagérées. Fonctions digestives généralement bonnes. Appétit conservé, parfois capricieux. Soif augmentée. Langue sèche. Pas de névralgies. Réflexes rotuliens conservés. Lassitude rapide. Apathie qui frappe d'autant plus l'entourage que l'enfant autrefois était gai, « nerveux » plein d'entrain.

Syndrome urologique. — Diurèse augmentée, atteindrait deux litres environ par jour. L'échantillon apporté aujourd'hui pour nous être montré (1.500 cc jaune pâle) ne représente pas la diurèse totale des 24 heures (il manque à peu près un demi-litre). Sa densité est très élevée 1.047. Réaction acide. Sucre 109 gr. 57 par litre ; pas d'albumine.

Depuis quelques jours, le petit malade prend de *l'antipyrine 1 gr. 20 par jour;* comme régime, diminution du pain, des féculents, quelques pommes de terre aux repas.

Le précédent d'un diabète aigu chez la sœur, l'état général de la nutrition, la *densité très élevée,* la forte proportion de sucre par litre, chez un enfant, malgré l'administration de l'antipyrine, font craindre une forme grave, inspirent un pronostic très réservé.

Afin d'être fixé, avant toute intervention thérapeutique, sur l'allure propre du syndrome urologique, en dehors de toute influence diététique ou médicamenteuse, nous supprimons l'antipyrine et conseillons de laisser pendant quatre jours consécutifs, à partir de demain 14 octobre, le malade vivre sans contrainte son genre de vie habituel. Pendant cette période, 14-17 octobre, il mange à sa faim, la nourriture ordinaire de la maison (quantité de pain par jour : environ 200-250 grammes). Les urines, régulièrement recueillies chaque jour, nous sont apportées le lendemain matin. L'analyse donne les résultats suivants :

	Volume	Densité	Urée	A. phosphor.	Chlorure	Sucre	Albumine
	—	—	—	—	—	—	—
14 octobre.	2.400cc	1.046	18g95	1.68	6g	258g9	0
15 —	1.800	1.050	19.36	1.74	6.84	212.6	0
16 —	1.800	1.050	20.52	2.235	7.02	191.5	0
17 — (1)	1.600	1.045	19.472	1.296	9.12	152.6*	0

Dans la nuit du 16 au 17, vomissements, coliques, diarrhée, douleur épigastrique. L'odeur de l'haleine rappelle celle qui accompagnait les accidents graves chez la sœur. Le 17, on nous amène le petit malade. L'haleine a nettement l'odeur chloroformique (2). L'ensemble de ces accidents symptomatiques de l'intoxication complexe désignée sous le nom d'*acétonémie* empêche d'attribuer une valeur séméiologique favorable à la diminution du sucre, enregistrée les 16 et 17. Cette diminution de la glycosurie, coïncidant avec l'augmentation de la densité est, au contraire, un symptôme de mauvais augure.

L'allure du diabète, pendant ces quatre jours, donc

(1) Manque une miction évaluée à 250cc.

* Dosages de la quantité *recueillie*.

(2) Cette odeur avait été déjà parfois constatée par le père du malade.

justifiait nos craintes sur la nature grave de ce diabète et le danger qu'il avait déjà créé.

Traitement et régime. — A partir du 18 octobre, suppression complète du pain; en son lieu et place, un kilogramme de pommes de terre par jour, un litre de lait et, suivant la faim, alimentation ordinaire autorisée. Bicarbonate de soude, 10 grammes par jour. De plus, gargarismes fréquents avec de l'eau bicarbonatée; comme eau de boisson, eau de Vichy artificielle (1 paquet de sels de Vichy-Etat pour un litre d'eau).

L'emploi de ce traitement et régime, du 18 au 21 octobre inclus, coïncide avec une très sensible diminution de la densité (1040 à 1043), une augmentation de la diurèse (3 l. 150 au lieu de 2 litres par jour) et, dans une bien moindre proportion, une augmentation de sucre (tombé de 107 grammes à 75 grammes par litre, mais atteignant 240 grammes par jour au lieu de 210 grammes). Encore légère torpeur et tendance au sommeil après les repas; amélioration de l'état général et des troubles intestinaux; la crise paraît sur le point de se dissiper.

Du 21 au 27 octobre, la quantité de parmentières est portée à 1,200 grammes par jour; à partir du 23 octobre, lait supprimé; 0,50 cent. de pyramidon; même quantité de bicarbonate.

Ph... devient plus gai, plus éveillé, plus actif, commence à avoir un peu d'entrain. Poids net le 24 octobre, 26 kilos. Le bulletin qui accompagne chaque jour l'envoi des urines à analyser porte régulièrement, à partir du 25 octobre, « hier bonne journée. » A noter cependant, diarrhée le 22 et odeur légère de chloroforme les 26 et 27 octobre.

La moyenne des analyses dans cette semaine indique pour chaque vingt-quatre heures : volume, 2,940^{cc} ; densité, 1,040 ; urée, 26 gr. 73 ; acide phosphorique, 2 gr. 41 ; chlorures, 13 grammes ; sucre, 240 gr. 47.

27 octobre-3 novembre. — Mêmes prescriptions diététiques générales, mais les parmentières sont portées à 1,200 grammes par jour ; le bicarbonate de soude est réduit à 5 grammes par jour, le pyramidon supprimé. Prescriptions nouvelles : beurre, huile de foie de morue (4 cuillerées àbouche par jour).

Malgré le chiffre élevé de la glycosurie (maximum, 316 ; minimum, 172 grammes en vingt-quatre heures), l'amélioration de l'état général s'accentue ; les parents « trouvent Ph... plus content, plus coloré, moins maigre. »

La polyurie (3 l. 400, 3 litres), au début de la semaine, tombe à 2 l. 800, 2 litres ; la densité oscille entre 1,039 et 1,042. *La moyenne nychthémérale des éléments urinaires pendant le septenaire* (27 octobre-3 novembre) est : volume, 2,970^{cc} ; urée, 19 gr. 60 ; acide phosphorique, 1 gr. 65 ; chlorures, 10 gr. ; sucre, 261 gr. 48.

Du 3 au 13 novembre, continuation du régime alimentaire précédemment indiqué, mais diminution de la quantité de parmentières (700 grammes le 3 ; 900 grammes le 4 ; 800 grammes les 5, 6, 7 ; 750 grammes le 9. Interruption presque complète du régime le 10 ; 500 grammes les 11 et 12).

L'amélioration acquise se maintient ; le poids augmente, mais l'appétit est variable et parfois encore la diarrhée nocturne se montre. Poids net du malade : 27 k. 3 le 6 novembre.

Le 10 novembre, mauvaise journée : coliques, dépôt de sable rouge dans l'urine. Euphorie le lendemain et jours suivants.

Pendant cette période, la diurèse et l'excrétion du sucre diminuent, sans régularité; réaction des urines toujours acide; la densité, ordinairement entre 1,039 et 1,044, baisse deux fois à 1,038 et 1,035; leur couleur plus foncée varie de 2.25 à 3-4 (Echelle de Vogel).

Moyenne des éléments urinaires par vingt-quatre heures, du 3 au 13 novembre : volume, 2 l. 340; urée, 16 gr. 38; acide phosphorique, 1 gr. 73; chlorure, 9.27; sucre, 209 gr. 80; pas d'albumine.

Du 13 au 24 novembre. — En présence de l'amélioration générale acquise et de la détente du syndrome urinaire, on autorise, à titre d'épreuve, le *retour à l'alimentation au pain.* Pour prévenir la diarrhée et l'intolérance du tube digestif, l'huile de foie de morue est désormais prescrite émulsionnée par l'addition d'eau de chaux et phosphate de chaux. Après un jour (13 novembre) de régime mixte (200 grammes de pommes de terre, 120 grammes de pain), Ph... prend, à ses repas, une quantité de pain variable selon son appétit (376 grammes en moyenne par jour, du 14 au 23 novembre inclus.

Pendant quelques jours, l'amélioration constatée durant les derniers jours du régime parmentier persiste (1), mais bientôt, la densité, la courbe de l'excrétion urinaire s'élèvent, l'azoturie, la glycosurie augmentent; il en est de même pour la phosphaturie, mais il faut remarquer que la quantité de phosphates ingérés (soit avec le pain, soit avec l'huile de foie de morue) est supérieure à celle de la période précédente.

---

(1) Nous avons déjà signalé ce phénomène dans nos travaux antérieurs.

Le 18 : urines, 4 litres 100 ; glycose, 421 grammes ; densité, 1.040. — Le 22 : 4 litres 850 ; glycose, 432 grammes ; densité, 1.039. Le ballonnement, les douleurs de ventre, la diarrhée nocturne, malgré les précautions prises, se montrent comme durant la période du régime parmentier.

Le 20 novembre : Eruption sur le côté droit de la face de pustules analogues à celles de l'ecthyma. Poids net le 20 novembre : 27 kilogrammes. Vomissements et fortes coliques le 23.

Moyenne par vingt-quatre heures des éléments du syndrome urinaire (13 au 24 novembre) : Volume : 3 l. 032 ; urée, 19 grammes ; acide phosphorique, 1 gr. 87 ; chlorure, 9 gr. 33 ; Sucre, 276 grammes.

L'épreuve paraissant démonstrative, le pain est de nouveau supprimé. On cherche par tâtonnements à fixer un régime capable de diminuer la glycosurie et de s'opposer à la dénutrition.

Très utilement aidé par l'intelligente sollicitude de sa mère, nous avons pu pendant plus d'un an, quoique Ph. C... habite la banlieue, recevoir tous les matins le bulletin de la santé et du régime du petit malade, et analyser les urines soigneusement recueillies la veille.

Une fois par semaine (tous les lundis), sauf pendant les vacances, Ph... était amené à l'Hôtel-Dieu pour nous permettre de juger cliniquement son état. Nous ne saurions reproduire ici le détail de ces longues recherches poursuivies avec la collaboration de quelques-uns de nos élèves. Nous tâcherons du moins de donner un résumé succinct des résultats obtenus.

Du 24 novembre 1903 au 4 janvier 1904, suppression du pain, addition de lait et de parmentières, en quantité variable mais connue, au régime alimentaire. Alcalins sous forme de bicarbonate de soude et de sels de Vichy.

Pendant trois jours (24-26 novembre), Ph... est d'abord mis à la ration restreinte de parmentières (550 grammes par jour); la diurèse tombe à 2.180cc; le sucre à 195 grammes par jour; la densité reste élevée entre 1.041 et 1.044.

La *suppression des pommes de terre et du pain* (28 novembre-4 décembre), et l'augmentation du lait dans l'alimentation (1 litre 1/2 à 3 litres par jour, en moyenne 2 litres 700 par jour) atténuent, mais ne font pas disparaître les troubles digestifs intermittents. La diurèse et la glycosurie diminuent, l'azoturie augmente beaucoup. *Moyennes nychthémérales* : urines. 2.550cc; urée, 41 gr. 40; sucre, 172 gr. 40 par jour; la densité oscille entre 1.035 et 1.040.

Du 5 décembre 1903 au 4 janvier 1904. — L'association en proportions variables dans le régime, de parmentières (200 à 600 gr. par jour) *et de lait* (1 à 2 litres, — 4 au 20 décembre); *plus tard, combinée avec l'opothérapie pancréatique* (ingestion de suc pancréatique ou de pancréas, 21 décembre-4 janvier), n'amène pas l'abaissement de la polyurie, ni des autres éléments de manière satisfaisante. La glycosurie augmente (233 gr. de sucre, 3 litres 440 d'urine par jour, en moyenne). Cependant les troubles digestifs ont été moindres pendant ce mois (pas de diarrhée, une seule fois vomissement.) L'huile de foie de morue a été supprimée, les corps gras prescrits dans cette période ont été représentés par du beurre, des œufs, des sardines à l'huile. L'aspect extérieur du malade devient meilleur, l'éruption a complètement disparu du visage; l'entrain commence à revenir, le poids augmente : 28 k. 500, le 4 janvier.

Du 5 au 17 janvier. — Une nouvelle tentative d'alimentation au pain (275 gr.), *associé aux pommes de terre, ou seul à dose très modérée* (125 gr. par jour), avec conservation du régime général de la période précédente, amène une exagération de la glycosurie, de la diurèse, mais sans perturbation nouvelle des fonctions digestives. Poids : 29 k., le 18 janvier.

Du 18 janvier au 24 mars. — L'amélioration constatée d'une part, la notable augmentation de la glycosurie et de la diurèse provoquée par l'usage du pain, d'autre part, induisent à restreindre la dose des féculents et à chercher une formule utile, comprenant les parmentières, le lait à dose modérée et une petite quantité de pain.

Les meilleurs résultats sont d'abord fournis *du 17 au 24 février par le régime suivant :* 30 gr. de pain, 400 gr. de pommes de terre, un demi-litre de lait, 200 à 300 gr. de viande, 2 à 4 œufs, 3 à 6 sardines à l'huile, beurre ou fromage ; 5 gr. de bicarbonate de soude et un paquet de sels de Vichy-Etat.

Ph. C... continue à se trouver bien, a repris de l'enjouement. Pendant ce septenaire, les *moyennes du syndrome urologique par vingt-quatre heures* sont : diurèse 2 litres 415, urée 23 gr., sucre 160 gr. 8, densité de 1038 à 1041.

Du 25 février au 24 mars, pas de changement dans le régime. — Etat général toujours satisfaisant : Poids net, le 9 mars, 30 k. ; le 16, 29 k. 600 ; le 23, 29 k. 800 ; le 30 mars, 30 k. — 20 mars, léger eczéma des lèvres.

Moyenne nycthémérale des analyses d'urines pendant le mois (25 février-24 mars) : Volume : 2 l. 831, urée 26 gr. 9, acide phosphorique, 3 gr. 62, chlorures, 12 gr. 21, Sucre, 192 grammes.

Du 25 mars au 30 avril. — 500 grammes de parmentières, suppression du pain et du lait. Même régime que plus haut pour le reste ; suppression des 5 grammes de bicarbonate de soude, à partir du 20 ; les alcalins sont alors réduits aux sels de Vichy pris dans l'eau de boisson (1 paquet par litre d'eau). D'ordinaire la soif n'est pas très forte ; boisson en vingt-quatre heures, un litre d'eau alcalinisée, coupée au tiers avec du vin et un verre d'eau dans laquelle on fait dissoudre une cuillerée à café de bicarbonate de soude.

Persistance et accentuation des progrès de l'état général : Poids le 25 avril, 30 k. 700.

Moyennes nychthémérales de la composition des urines du 25 mars au 30 avril : Volume 2 l. 254, urée 23 gr. 37, acide phosphorique 3 gr. 09, chlorures 10 gr. 71, sucre 133 gr. 8, densité de 1035 à 1041.

Du 1er au 31 mai. — Même régime, 500 grammes de pommes de terre par jour, ni pain ni lait. Tisane de quinquina (5 grammes dans un demi-litre d'eau).

Moyennes nychthémérales des éléments urinaires pendant le mois de mai : Volume 2 l. 140, urée 40 gr. 56, acide phosphorique 2 gr. 745, chlorures 10 gr. 44, glycose 103 grammes.

Ces chiffres indiquent un progrès sensible du syndrome urologique. La consolidation des progrès acquis dans l'état des forces et de la santé générale donne quelque espoir aux parents.

Poids : 10 mai, 30 kil. 600 ; 17 mai, 30 kil. 750 ; 24 mai, 30 kil. 250 ; 31 mai, 30 kil. 250.

A noter un incident important pendant ce mois. Le 12 mai, Ph... éprouve une forte émotion. Un de ses camarades venu derrière lui applique brusquement sur sa figure un petit chien qui jappe. Peur, tremblement; l'émotion semble augmentée par ce fait, que l'on se trouve à l'anniversaire de la morsure considérée comme la cause initiale de la maladie. Avant d'avoir revu l'enfant, le 14, l'analyse nous avait fait admettre l'hypothèse d'une forte commotion morale probable. Depuis neuf jours consécutifs la glycosurie oscillait de 98 grammes à 80 grammes en vingt-quatre heures avec tendance manifeste à la décroissance. Les urines apportées le 12 matin (1 lit. 800), ne contenaient que 79 gr. 40. Brusquement ces chiffres s'élèvent, le 13, à 2 lit. 600 et 124 grammes de sucre (l'incident s'était produit vers cinq heures du soir); le 14, à 3 lit. 200 et 177 grammes de sucre; le 15 à 2 lit. 200 et 133 grammes de sucre; la glycosurie devait ne revenir au-dessous de 100 grammes que dix ou douze jours plus tard, mais alors de façon irrégulière et sans tendance au fléchissement régulier de la courbe signalée plus haut.

Après cette commotion « mal au nez », engorgement ganglionnaire au voisinage du maxillaire inférieur, fluxion de la joue gauche, rougeur; cet ensemble dure depuis plusieurs jours, quand Ph... vient nous voir (24 mai, matin), Température : 36° 1; pouls : 96. Il se dissipe progressivement dans le courant de la semaine suivante et avait disparu le 31 mai. Température : 36° 7.

Du 1er au 25 juin, *même régime* avec réduction de la quantité habituelle de beurre entrant dans l'alimentation et addition de légumes verts. Eau de Vichy artificielle et, de nouveau, en plus : bicarbonate de soude, une cuillerée à café.

Même état de santé générale, dans l'ensemble. Ph... sans reprendre sa vie ordinaire des années précédentes, a repris un peu de sa vivacité. Il suit depuis quelques temps le cours d'instruction religieuse pour sa première communion. Quelques symptômes douteux appellent cependant l'attention. Les 22, 23, 24, réapparition du « mal au ventre », léger, est vrai, mais qui depuis longtemps n'avait plus été signalé. Poids : 30 k. le 6 ; 29 k. 750 le 12 ; 29 k. 550 le 20. De plus, les chiffres fournis par les analyses indiquent un arrêt dans l'amélioration progressive du syndrome urologique enregistrée depuis quatre mois et que le fâcheux incident du mois dernier semble avoir enrayé

Moyennes nychthémerales de la composition des urines du 1er au 25 juin (1). — Volume : 3 l. 400. Urée : 19 gr. 87. Acide phosphorique : 2 gr. 916. Chlorures : 12 gr. 73. Sucre : 113 grammes. Densité de 1030 à 1037.

Du 25 juin au 15 juillet.— Dans le but de savoir s'il ne commencerait pas à se produire une certaine intolérance, — le pain étant supprimé depuis le 29 mars — la quantité de pommes de terre est réduite à 250 grammes, et afin de maintenir l'équivalence de la ration de féculents utiles, on remplace par 100 grammes de pain les 250 grammes de parmentières supprimées. Bains de cuve pour faciliter le fonctionnement de la peau ; un bain a été déjà prescrit le mois dernier.

---

(1) Un camarade de Ph. C..., du même âge, même condition et même genre de vie, reconnu après examen en bonne santé, a donné comme composition d'urine au mois de juin 1903 :

Volume, 1 l. 200 ; densité, 1,020 ; urée, 10 gr. 90 ; acide phosphorique, 1 gr. 068 ; chlorures, 10 gr. 20 ; glycose et albumine, néant.

Les coliques se montrent de nouveau par intermittences (27 juin). parfois assez vives (3 juillet) ou accompagnées de diarrhée (9-10 juillet). Il faut, il est vrai, mentionner l'influence saisonnière possible. Les analyses continuent, sans gravité encore, à faire craindre de ne pas retrouver l'amélioration obtenue de février à juin. Une petite quantité d'urine a été perdue, plusieurs fois, au moment des troubles intestinaux, d'où une légère diminution accidentelle dans la quantité ; la densité augmente. A titre d'essai, mais sans grande confiance, en raison d'observations que nous signalerons plus tard, nous avons recommandé d'introduire de temps en temps du foie de veau peu cuit, comme *viande*, dans l'alimentation.

Poids net : 27 juin, 29 k. 850 ; 4 juillet, 29 k. 250 ; 11 juillet, 30 k. 150 ; 19 juillet, 29 k. 750.

Moyenne nychthémérale de la composition des urines du 26 juin au 15 juillet. — Volume, 1.941 cc. Densité oscille de 1.034 à 1.45. Urée 18 gr. 38. Acide phosphorique 1.748. Chlorure 9 gr. 13. Glycose 120 gr. 6.

Du 15 au 21 juillet. — Parmentières supprimées : Pain, 200 gr. dans la journée. Diminution de la ration de viande (au moins de moitié), augmentation des corps gras donnés sous forme de beurre (environ 80 à 100 gr. par jour), de jaunes d'œuf et de sardines à l'huile, quelques légumes verts, tisane de quinquina, eau de Vichy, bicarbonate de soude 5 gr. Ce régime est bien toléré, mais de nouveau et très rapidement l'usage du pain fait sentir sa mauvaise influence sur le syndrome urologique : tous les éléments dosés et la quantité d'urine augmentent.

Les *moyennes nychthémérales* de cette semaine sont en effet : Volume 2.871 ; urée 20 gr. 93 ; acide phosphorique 2,188 ; chlorures 10.17 ; sucre 215 gr. 1.

On revient donc au régime parmentier et on supprime le pain pour le remplacer, pendant la fin du mois de juillet et le mois d'août, par les pommes de terre, en conservant toujours la ration quotidienne de féculents équivalente à celle de 200 gr. de pain.

Du 22 juillet au 31 août. — Suppression du pain, 550 gr. de parmentières par jour, du 22 juillet au 1er août; 500 gr. par jour, du 1er au 31 août; augmentation des hydro-carbonés sous forme de beurre. Restriction de l'alimentation carnée, un peu supérieure à celle de la période du 16-21 juillet.

Etat général sans grandes modifications; du 18 au 22, diarrhée, rhume, appétit diminué. Amélioration du syndrome urinaire.

Moyennes nycthémérales du 26 juillet au 31 août. — Volume, 2 l. 135. Urée, 17 gr. 55. Acide phosphorique, 1.88. Chlorures, 9 gr. 10. Glycose, 132 gr. 3. La densité oscille de 1,032 à 1.045.

Du 1er septembre au 10 novembre. — Les analyses d'urine sont toujours faites méthodiquement au laboratoire de notre service chaque jour, mais le détail du régime suivi n'a plus été inscrit sur le registre. Nous trouvons Ph... moins bien au moment de la rentrée d'octobre que au mois d'août. Il donne l'impression que, malgré les soins maternels, il résistera mal à l'hiver qui approche.

Un nouvel incident a marqué les premiers jours de septembre et s'est traduit par une augmentation encore une fois de la glycosurie, mais passagère. Ph..., vient à Toulouse avec sa famille pour l'achat de ses vêtements de première communion; le cheval s'abat, la voiture est renversée; il en est quitte pour la peur.

La composition des urines pendant ces deux mois n'est pas de beaucoup plus inquiétante que celle du 25 juillet au 31 août, mais elle marque cependant une péjoration évidente, puisque tous lés éléments se traduisent par des chiffres plus élevés, surtout la diurèse, et que la moyenne porte sur une nombre de jours double. Poids, le 6 septembre, 28 k. 650.

Moyennes nychthémérales des éléments du syndrome urologique du 1er septembre au 15 novembre (moins les analyses du 12 au 17 octobre). — Volume, 2.660cc; urée, 21 gr. 65 ; acide phosphorique, 2 gr. 55 ; chlorure, 10 gr. 55 ; glycose, 149 gr.

Du 19 novembre au 30 novembre. — Association de lait à une faible quantité de parmentières, 200 à 400 grammes par jour. Même régime alimentaire général, mais avec plus de tolérance. L'état des forces fléchit. Poids : 28 k. 400 le 21 novembre.

Aux troubles digestifs intermittents habituels s'ajoute actuellement une tendance à l'anhélation, de l'essoufflement. L'examen des poumons ne révèle pas les signes d'une tuberculose pulmonaire. Le ventre ballonné, les vomissements, la diarrhée, les douleurs abdominales pourraient éveiller l'idée de tuberculose péritonéale ; mais pas d'épanchement, pas d'autres signes. L'essoufflement devient plus marqué, plus fréquent dans les derniers jours de novembre.

Moyenne nychthémérale du 15 au 30 novembre. — Volume des urines, 2 l. 593 ; urée, 20 gr. 85 ; acide phosphorique, 2 gr. 68 ; chlorures, 9 gr. 55 ; sucre, 152 gr. 25.

Du 1er au 15 décembre. — Plus de régime suivi. On donne au petit malade ce qu'il demande, tout en évitant des écarts de régime; le pain entre souvent dans son alimentation (100 à 300 grammes). La faiblesse augmente malgré une alimentation relativement copieuse, et aussi la perte de poids.

Tout le gain obtenu dans les dix premiers mois du traitement est maintenant presque complètement perdu. Poids, le 6 décembre : 27 k. 300.

La dénutrition, l'essouflement s'accentuent. La diurèse et la glycosurie se maintiennent à un niveau élevé.

Moyennes par vingt-quatre heures, du 1er au 15 décembre. — Volume d'urine, 3 l. 186 ; urée, 19 gr. 76 ; acide phosphorique, 3 gr. 01 ; chlorures, 9 gr. 51 ; sucre, 214 grammes. La densité oscille de 1.036 à 1.043. Pas d'albumine.

Du 16 au 19 décembre. — Le pauvre enfant ne quitte plus son lit; la faiblesse fait de grand progrès, la respiration devient plus bruyante et il s'éteint le 19 décembre dans un état de prostration croissante.

OBSERVATION III

(Inédite)

(Communiquée par M. le Professeur Mossé et M. le Docteur Ribis, de l'Isle-en-Dodon).

Diabète et albuminurie chez un enfant de 10 ans. — Améliorations temporaires par le régime Parmentier seul ou associé au pain de gluten. — Répugnance pour les pommes de terre. — Abandon de toute diète. — Aggravation rapide. — Mort dans le coma.

Le jeune Elie B..., habitant G..., dans le Gers, m'est amené par sa mère le 26 décembre 1905. D'aspect frêle, peu développé pour son âge (10 ans 8 mois), il n'offre cependant ni émaciation, ni dépression caractérisée de la vitalité, si apparentes à première vue, chez Phil. C... (Obs. n° II). La mère nous dit que son enfant, quoique chétif, n'a jamais eu de maladies sérieuses : une atteinte d'entérite à l'âge de 3 ans, et l'année dernière, sans cause connue, deux fois, à un mois d'intervalle, rétention d'urine, accompagnée de douleurs et disparaissant en 24 heures, sans traitement spécial. Depuis quelque mois, incontinence nocturne fréquente, plus ou moins marquée. L'on ne prête pas tout d'abord grande importance à cet accident, mais en octobre dernier, la famille remarque en outre « *que l'enfant est toujours dans une soif ardente.* » Les inquiétudes s'éveillent devant ce symptôme, d'ailleurs bientôt suivi d'amaigrissement et de faiblesse générale, malgré la conservation de l'appétit. Vers la mi-novembre, une analyse d'urine révèle la présence du sucre. M. le docteur Albournac (de Samatan), alors consulté, reconnaît le diabète et prescrit le traitement habituel. Pas d'amélioration, les troubles s'accusent au contraire davantage. Préoccupés de la persistance et de l'aggravation de cet état, les parents décident de venir à Toulouse pour les vacances de la Noël et de nous montrer leur enfant.

Antécédents héréditaires (1). — Il n'y a aucun cas de diabète parmi les ascendants directs ou les collatéraux, mais de l'arthritisme. La mère est nerveuse, sujette aux migraines, ordinairement en bonne santé ; le père est dyspeptique ainsi que son frère. Le grand-père maternel, âgé de 85 ans, aurait eu des rhumatismes ; le grand-père paternel est mort d'affection cardiaque.

Causes de la maladie. — Le diabète, chez le jeune B...., ne semble pas avoir été précédé d'une circonstance spéciale affectant le rôle de cause provocante ou déterminante. Après son retour de Toulouse B... a bien dit qu'au mois de septembre, tandis qu'il cherchait des champignons, il avait été très effrayé en voyant un serpent, mais il n'avait jamais auparavant parlé de cette peur ni à ses parents ni à nous-même. D'autre part, l'institutrice a déclaré aux parents que trois mois avant les vacances elle avait observé que l'enfant était déjà atteint de pollakiurie et qu'il avait une soif extraordinaire.

---

(1) Renseignements que M. le docteur Ribis a bien voulu recueillir sur place et me transmettre très obligeamment avec l'observation du malade depuis son retour à Gar...

Etat actuel. — En dehors de l'état général décrit plus haut et des signes classiques du diabète : faim et soif exagérées, urines abondantes, sucrées, amaigrissement, l'examen du jeune B... ne révèle aucune lésion organique bien appréciable. Les dimensions du foie ne semblent pas exagérées. Pas de troubles nerveux saillants. A noter cependant un caractère capricieux expliqué sans doute par la condescendance des parents envers leur enfant malade.

Un échantillon d'urine de 500cc remis par le malade contient 86 gr. 62 de sucre, des traces d'albumine, 8 gr. 19 d'urée, 0 gr. 90 d'acide phosphorique, par litre. Une nouvelle analyse faite le 27 au laboratoire sur les urines de la veille indique 71 gr. 7 de sucre par litre et des traces d'albumine.

Afin d'être fixé : 1° sur l'allure du syndrome diabétique ; 2° sur les effets du régime une fois celui-ci institué, nous demandons à observer le petit malade pendant quelques jours et à faire régulièrement l'analyse des urines, sans que l'enfant suive d'abord aucun régime ni traitement particulier. On nous fit bien tenir du 28 au 31 décembre, chaque matin, les urines recueillies dans la journée précédente, malheureusement, du 31 décembre au 2 janvier, il y eut interruption presque complète et le jeune Broca partit le 4 ; par suite, nous n'avons pu constater les effets de la substitution des parmentières au pain que pendant deux jours à peine. Ses effets favorables sur la glycosurie résultent de la comparaison des analyses, avant et après le changement de régime.

Du 27 au 30 décembre, pas de traitement, régime ordinaire au pain ; la quantité de pain ingéré n'a pas été pesée, elle a été appréciée à 300 grammes environ. La moyenne des éléments analysés contenus dans les urines des vingt-quatre heures est représentée par les chiffres suivants :

Volume 2.800cc, urée 11 gr. 05, acide phosphorique 2 gr. 25, chlorure 7 gr. 15, sucre 239 grammes, albumine 0. Densité 1.040 (maximum 1.044 minimum 1.036). Réaction acide.

Le 2 janvier, le jeune B... qui avait été chez des amis dans la banlieue, rentre et commence le régime parmentier. Suppression du pain, remplacé par 800 grammes de pommes de terre. Comme médicament, tisane de quinquina, huile de foie de morue ; les urines n'ont été recueillies qu'à partir de 2-3 heures de l'après-dîner jusqu'au lendemain matin, c'est-à-dire pendant les deux tiers environ du nychthémère. Résultats : volume 1.609cc, densité 1.037, urée 12 gr. 96, acide phosphorique 2 gr. 08, chlorures 7 gr. 13, albumine 0, sucre 87 grammes. Tous ces éléments correspondent seulement aux deux tiers environ d'une journée qui peut être considérée comme un jour de transition d'un régime à l'autre.

3 janvier. — L'analyse des urines donne pour toute la journée : volume 2 litres, densité 1.038, urée 14 gr. 8, acide phosphorique 2 grammes, chlorures 13 gr. 3, glycose 124 gr. 2.

Le 4 janvier, Elie B... rentrait à Gav... L'amélioration obtenue ne tarde pas à s'atténuer et à disparaître, le petit malade ne voulant pas s'astreindre à suivre un régime. La situation s'aggrave avec une grande rapidité ; l'albuminurie que nous avions constatée légère et transitoire, augmente, complique le diabète et, le 15 avril, la maladie se termine dans le coma.

M. Ribis, qui a soigné Elie B... avec autant d'attention que de sollicitude dans cette dernière phase de son affection a bien voulu rédiger, sur notre demande, les notes qu'il avait recueillies auprès de son petit malade. Nous les reproduisons ici. Elles constituent un très intéressant tableau de l'évolution de ce diabète infantile dont les imprudences et les écarts de régime ont beaucoup hâté le dénouement final.

« Le 23 janvier, dit M. le docteur Ribis, je fus appelé auprès de cet enfant. Depuis quelques jours il ne suivait plus régulièrement le traitement prescrit par M. le professeur Mossé, et la soif, la polyurie qui s'étaient amendées aussitôt sa cure par les pommes de terre instituée, avait de nouveau reparu d'une façon inquiétante.

« Les parents n'osaient pas résister aux caprices du petit malade qui supportait difficilement la privation de pain et commençait à manifester une répugnance pour les pommes de terre, surtout celles cuites au four. Une analyse faite en collaboration avec M. Lavail, pharmacien à l'Isle-en-Dodon, le 26 janvier, donna les résultats suivants :

« 2 litres d'urine jaune ambré clair, sans odeur spéciale, réaction acide, densité à 15°, 1040 semi-limpide, contenant une quantité notable d'albumine, de glycose et des traces de pigments biliaires. Le glycose dosé était au taux de 68 gr. 915 par litre, soit 137 gr. 83 pour les vingt-quatre heures ; l'albumine 1 gr. 40 par litre, 2 gr. 80 pour les vingt-quatre heures.

« A cette première visite (23 janvier 1906), dit le Docteur Ribis, j'observai chez ce petit malade les signes suivants : Langue sèche et pâteuse, gencives boursoufflées, mais pas d'accidents dentaires. Sur la peau des membres inférieurs des traces de furonculose. Du côté de l'appareil respiratoire rien d'anormal. Constipation opiniâtre. Pas d'appétit. Maigreur assez accentuée. Rien du côté des organes des sens, Les parents me disent qu'en dehors de son apathie habituelle, il avait des crises d'irritabilité excessive et souffrait souvent de la tête et des régions intercostales. D'après eux, le petit malade buvait beaucoup et arrosait copieusement le café, d'eau-de-vie ; il aurait même bu une moyenne de un litre de vin par jour. Je priai dès lors les parents de faire continuer énergiquement par leur enfant le régime parmentier, recommandant les œufs, les viandes, les beurres, la graisse, le vin rouge coupé d'une eau alcaline. Je conseillai en même temps des promenades non fatigantes, des affusions d'eau chaude, et je recommandai d'éviter surtout les refroidissements. Comme médicaments, je laissai continuer l'huile de foie de morue que prenait déjà le malade et je prescrivis le bromure de potassium à la dose de 2 à 3 gr. par jour.

Sous l'influence de ce traitement, que le malade suivit d'abord avec docilité, les forces paraissaient se rétablir, l'enfant sortit de sa torpeur habituelle, devint gai et prit du plaisir à jouer ; la soif diminua d'une façon notable ainsi que les envies fréquentes d'uriner et surtout l'incontinence d'urine. L'appétit commençait à se réveiller et tout annonçait une amélioration sérieuse, lorsqu'au bout de quelques jours le petit malade commença à nouveau à se rebuter des pommes de terre et à réclamer surtout du pain dont la privation lui était très pénible. Il consentit seulement à manger une petite quantité de pommes de terre frites et accepta avec plaisir un pain de gluten par jour que j'ordonnai. Le mieux continua et fut vérifié par une analyse d'urine que nous fîmes de concert avec M. Lavail, le 24 février 1906.

Urines, 1 l. 500 ; densité, 1.029. Couleur jaune, sans odeur spéciale, réaction acide, dépôt blanc de phosphates et urates, aspect louche. Densité d'albumine, 1 gr. 8 par litre. 2 gr. 70 dans les vingt-quatre heures ; glycose, 39 gr. 06 par litre, 58 gr. 59 par jour.

Quelques jours après, je remplaçai l'huile de foie de

morue, que le petit malade ne tolérait plus. par l'arséniate de soude. à la dose de cinq milligrammes par jour. Comme eau minérale. de l'eau de la Bourboule et de l'eau de Vichy alternativement. Le mieux persista jusqu'à la fin du mois de mars; à cette époque. le petit B... commença à éprouver des crises d'irritabilité excessive donnant lieu à des caprices que les parents eurent la faiblesse d'écouter, car le régime ne fut plus suivi régulièrement.

Devant les pleurs, les accès de colère du petit malade, les parents supprimèrent presque totalement les pommes de terre que l'enfant ne voulait manger à aucun prix ; ils se laissaient trop souvent aller à lui donner du pain et même des friandises sucrées. Dès lors, au commencement d'avril, la soif reparût intense, de même que l'incontinence d'urine. A la gaieté des premiers jours de mars succédèrent tantôt des moments de tristesse, d'abattement, tantôt des crises de colère, de surexcitation.

Le soir. il éprouvait une légère orthopnée; l'appétit disparaissait de plus en plus. Nous fîmes une nouvelle analyse d'urine qui montra l'augmentation sensible de la glycosurie (12 avril 1906) :

Urine, 1 l. 500, jaune verdâtre, odeur *sui generis*, acide; densité. 1.035 ; albumine. 1 gr. 20 par litre, 1 gr. 80 par vingt-quatre heures ; glycose, 56 gr. 17 par litre, 84 gr. 25 par vingt-quatre heures.

Le soir du 12 avril, l'état s'aggrava : L'haleine, dont l'odeur était toujours prononcée, prit une odeur caractéristique rappelant celle du chloroforme et la dyspnée du soir s'accentua. Appelé le lendemain, je le trouvai alité, le pouls battant faiblement; la température à 35° 8. A l'auscultation de l'appareil pulmonaire, rien de particulier: les inspirations longues et profondes, les expirations courtes.

Malgré une dose massive de 25 grammes de bicarbonate de soude, les phénomènes augmentent ; des crises d'essoufflement se produisent, et, dans la nuit du 13 au 14, le malade est pris de vomissements. Enfin, le dimanche, à midi, le petit malade tombait dans un coma profond insensible à toute excitation extérieure ; il expirait le lendemain matin 15 avril.

La mort causée directement par le coma diabétique a été certainement avancée et provoquée par les écarts de régime.

Nous avons constaté, en effet, une amélioration très notable chaque fois que le malade a suivi à la lettre le régime Parmentier ou associé le pain de gluten aux pommes de terre, quand il ne pouvait en supporter la quantité nécessaire.

Le 26 janvier 1906, le petit B..., qui, depuis plusieurs jours, négligeait le traitement de M. le professeur Mossé, excrétait 137 gr. 83 de glycose par 24 heures. Tandis que le mois suivant, après application du régime Parmentier, il n'en excrétait plus que 58 gr. 59. Le mieux persista aussi quand il remplaça une partie des pommes de terre par le pain de gluten, tandis que, dès que ce petit malade s'écarta brusquement et largement de son régime, son état s'aggrava, le sucre remonta et atteignit 84 gr. 255 dans les 24 heures, et les phénomènes du coma diabétique ne tardèrent pas à l'emporter brusquement. »

Remarque et réflexions. — A la relation et aux considérations intéressantes du docteur Ribis, dit le professeur Mossé, nous n'ajouterons qu'un mot : A notre sens, si le régime Parmentier a prouvé une fois de plus ici son efficacité, s'il est très regrettable qu'il ait été abandonné, ce n'est pas seulement la négligence de ce mode d'alimentation qui a précipité la fin de ce pauvre enfant, mais l'abus du vin et l'usage de l'alcool qui sont venus aggraver la lésion rénale, provoquer l'albuminurie et contribuer à l'intoxication de l'organisme, en amenant en partie au moins les crises d'excitation et d'irritabilité qui ont précédé les accidents mortels si vite survenus.

Au point de vue de l'efficacité d'un régime attentivement surveillé en particulier du régime Parmentier, les observations de Philippe C... et d'Elie B... constituent par leur opposition même une probante leçon de choses. Dansl'une, nous voyons un diabète initialement plus grave et développé sur un plus mauvais terrain avoir une longue rémission qui permit un instant l'espoir ; dans l'autre, les accidents se précipitent dès que le régime est abandonné, des imprudences répétées s'ajoutent aux écarts, et en trois mois, la situation est irrémédiablement compromise.

OBSERVATION IV

(Inédite).

Communiquée par M. le professeur Mossé
et M. le docteur Boudaut (de Carbonne).

Diabète grave chez un enfant de 17 ans. — Neurasthénie antérieure à la glycosurie provoquée par une émotion morale. — Grippe intercurrente. — Aggravation. — Essais du régime parmentier. — Amélioration temporaire. — Complications. — Mort.

P. A..., 17 ans, atteint de diabète grave, entre à l'Hôtel-Dieu le 16 mai 1904 (chambres payantes).

Sur l'histoire du malade avant son arrivée dans notre service et après sa sortie de l'hôpital, notre élève et ami, M. le Dr Boudaut, nous a obligeamment adressé les renseignements suivants :

Antécédents héréditaires. — Père obèse, sujet à de fréquentes crises d'asthme, alternant avec des manifestations goutteuses du côté des mains et des pieds où les surfaces articulaires sont déformées par des nodosités caractéristiques. Au demeurant, assez bonne santé, ne l'empêchant pas de se livrer à ses occupations qui consistent en entreprises de constructions de routes.

Mère très nerveuse, impressionnable à l'excès, très éprouvée du reste.

Deux frères : l'un décédé en 1902 dans un hôpital de province à la suite d'une grippe infectieuse, tandis qu'il faisait son tour de France comme ouvrier mécanicien ; l'autre qui a aujourd'hui 35 ans, est, depuis 1894, atteint de surdité complète à la suite d'une dégénérescence du nerf auditif constatée par M. Escat.

Antécédents personnels. — Nourri par sa mère. Quelques légères convulsions au moment de la dentition. Rougeole à 5 ans. Scarlatine à 20 ans. Caractère enjoué, vif, remuant, laborieux chez lui et en classe, où il manifeste beaucoup de goût pour l'étude. Bonne santé habituelle. En 1902, mort d'un frère tendrement aimé, douleur immense dans la famille ressentie au plus haut point par P. A... Aussitôt, changement dans le caractère, qui devient morose, indolent, concentré, fuyant la société.

La famille, tout entière à sa douleur, ne se préoccupe pas d'abord d'un état qu'elle met sur le compte de la douleur commune. Cependant, devant la persistance d'un état qui, maintenant, se complique d'un certain amaigrissement, elle décide de nous consulter.

D'après les commémoratifs et les réponses qui nous sont faites et ce que nous constatons, nous attribuons ces divers phénomènes à une crise aiguë de neurasthénie. Nous ordonnons aussitôt des glycéro-phosphates, de la strychnine, l'hydrothérapie et un séjour à Bagnères-de-Bigorre.

Une assez sensible amélioration se fit sentir dans l'état physique, mais non dans l'état mental, amélioration physique de courte durée néanmoins, puisque le retour de Bagnères-de-Bigorre eut lieu dans les premiers jours de septembre, et qu'au mois de novembre 1905, nous fûmes appelé de nouveau pour un affaiblissement musculaire qui, tous les jours, s'affirmait davantage.

Examinant plus minutieusement notre malade, l'interrogeant, lui arrachant tous les mots, nous apprenons qu'il a une faim insatiable, une soif inextinguible, une polyurie très grande. Nous pensons au diabète. Cette appréhension que nous paraît étayer l'existence d'une odeur caractéristique d'acétone est fortifiée par l'analyse des urines. Une première analyse révèle, en effet, 40 gr. de sucre par litre, pour une quantité de 10 à 12 litres par vingt-quatre heures. Un régime est aussitôt institué avec le traitement suivant : alcalins et modificateurs de la glycogénie, pyramidon, antypirine et les arsenicaux. Sous l'influence de ce traitement la diurèse diminue, de même que l'excrétion de glycose : 8 litres d'urine en moyenne et 25 grammes de sucre. Nous ne pouvons dire à quel médicament revient exactement la diminution de glycose, mais nous avons constaté que l'effet le plus certain à ce point de vue, a été dans l'administration de cinq à six pilules par 24 heures, de 0 gr. 01 d'extrait thébaïque. Dans le courant du mois de mars 1904, notre client fut pris d'une légère attaque de grippe qui amena une exagération des symptômes et l'inefficacité des médicaments : la diurèse était de 12 litres par vingt-quatre heures avec 100 grammes de sucre par litre. C'est alors que, préoccupé d'un pareil état de choses, nous allâmes à Toulouse en parler à M. le docteur Mossé.

Son pronostic fut entièrement conforme à nos craintes. Il fallait, en dépit de tous nos efforts, redouter une marche fatale et très probablement une évolution rapide à cause de l'âge du sujet. On devait cependant essayer si, malgré la gravité exceptionnelle du syndrome urologique, le régime parmentier conserverait ici son efficacité ordinaire, si son influence favorable permettrait de modérer la glycosurie et de relever l'état des forces, en un mot d'enrayer, au moins pour un temps, les progrès effrayants de l'affection.

Pour juger avec exactitude cette question, une analyse quotidienne des urines était indispensable, aussi M. le docteur Mossé, conseilla-t-il un séjour à l'Hôtel-Dieu, si cette condition ne pouvait être réalisée à la campagne.

Peu de jours après, le jeune malade demandait une chambre à l'hôpital de Toulouse où il resta tout le mois de mai sous la direction médicale de notre maître.

Au moment de son entrée à l'Hôtel-Dieu, P. A..., est un jeune homme de taille moyenne pour son âge (1m61) amaigri (47 k. 900), un peu triste, répondant bien aux questions et s'exprimant bien en français ; il ne présente plus l'état de neurasthénie signalé plus haut. A noter cependant une légère dépression générale, un certain ennui causé par sa santé et par la perspective de se trouver pour un temps éloigné de son milieu. Cet état ne tarde pas à se dissiper. P. A... vite acclimaté à sa nouvelle existence, accepte facilement, dans l'espoir d'une amélioration prochaine, sa situation actuelle et le régime qu'elle entraîne. S'il est revenu avec plaisir à sa campagne, A..., pendant tout le mois qu'il est resté à l'Hôtel-Dieu a vécu de la vie ordinaire, gardant peu la chambre, sortant parfois en ville, causant naturellement avec son entourage ou ses nouvelles connaissances ; il n'a donné lieu à aucune surveillance au point de vue cérébral. Pas d'insomnie ni d'agitation la nuit.

L'examen physique des divers organes ne révèle pas de lésion appréciable par l'examen clinique. Diminution des forces et lassitude rapide malgré un appétit exagéré et des fonctions digestives bien conservées. Polyurie. Soif augmentée.

Afin de nous permettre de bien établir l'allure du syndrome urologique, le malade n'est astreint pendant la première semaine à aucun régime ou traitement. Les urines recueillies pendant le nychthémère précédent sont analysées chaque matin et en regard des résultats enregistrés on note la quantité d'aliments ingérés. La diurèse et la glycosurie, quoique très abondantes et d'allure nettement progressive, sont moins considérables que ne le faisaient craindre les renseignements fournis. Pendant *cette période (15-22 mai)* la diurèse qui était de 5 litres et demi le premier jour, s'élève à 7 l. 200 ; la glycosurie, de 400 à 536 gr. ; la densité, de 1035 à 1038 ; l'urée, les chlorures, l'acide phosphorique sont éliminés en quantité exagérée. La réaction des urines est très acide ; elles sont jaune paille transparentes, sans dépôt.

Moyennes de la composition des urines par vingt-quatre heures pendant la première semaine (15-22 mai) : Volume, 6.691cc ; densité, 1036 et demi ; Urée, 52 gr. 20 ; acide phosphorique, 5 gr. 70 ; Chlorures, 20 gr. 86 ; sucre, 461 gr. 8. L'alimentation, pendant ce même laps de temps, a compris, en moyenne, par jour : pain, 527 gr. ; viande, 505 gr. ; ration de légumes de saison ; comme dessert, généralement du fromage, quelquefois, un fruit. Boissons : (eau, eau rougie, tisane, non compris le café au lait du matin et le café de midi) : 4 l. 370. Le poids du malade, à la fin de cette période : 47 k. 600 (22 mai).

Deuxième semaine, 22-29 mai. — On remplace le pain par des pommes de terre cuites au four sans autre modification au régime. Cette suppression absolue du pain n'est observée que quatre jours pendant lesquels P. A... a pris, en moyenne, 1 k. 425 de parmentières (trois jours, 1 k. 500 ; un jour, 1 k. 200) ; viande 520 gr. ; les autres aliments comme dans la période précédente.

Une amélioration immédiate résulte de cette substitution des pommes de terre au pain, bien que la quantité de matière hydrocarbonée contenue précédemment dans la ration de pain soit maintenue entièrement (1). On constate l'arrêt de la progression de la glycosurie, la diminution des divers éléments de désassimilation contenus dans l'urine et aussi une diminution de la soif.

L'analyse pour un nychthémère (du 22 au 26 mai) donne en moyenne les résultats suivants :

Volume. 6 lit. 220 ; densité, 1.036,2 ; glycose, 420 gr. ; urée, 47 gr. 9 ; acide phosphorique, 4 gr. 95 ; chlorures, 14 gr. 86.

Le 26 mai, P. A. ajoute 200 grammes de pain à son régime : la diurèse s'élève : 7 lit. 100 ; glycose, 575 gr. ; densité, 1.036 ; urée, 47 gr. 42 ; acide phosphorique, 5.033 ; chlorures, 14 gr. 20.

Du 27 au 30 mai, régime au pain : 700 grammes par jour : viande, 555 grammmes ; légumes, fromage, *ut supra.*

En moyenne, la quantité de boisson ingérée par jour s'élève à 5 lit. 1 4 ; le volume des urines, à 7 lit. 760, le glycose, à 561 gr. 561 gr. 35 ; la densité, à 1.033 ; l'urée, à 48 gr. 75 ; l'acide phosphorique, à 5 grammes ; les chlorures, à 17 gr. 14. A la fin de cette deuxième semaine, le malade pèse 47 kil. 300.

Le 30 mai, P. A. interrompt toute diète et va passer la journée dans sa famille.

---

(1) Pour maintenir l'équivalence de la ration alimentaire en hydrates de carbone quand on substitue les pommes de terre au pain, il faut donner un poids de pommes de terre (pesées crues) représentant deux fois et demie à trois fois le poids du pain supprimé, le rapport exact étant plus près du premier chiffre que du second. — (MOSSÉ : *Le diabète et l'alimentation aux pommes de terre*, p. 151).

3me semaine (31 mai au 6 juin). — Rentré le 31 mai à la première heure, le malade reprend le régime parmentier qui est bien supporté quoique la privation de pain ne passe pas inaperçue. L'appétit reste augmenté. La comparaison des régimes des périodes précédentes ayant démontré la supériorité des parmentières pour l'utilisation des hydrocarbonés nécessaires à l'alimentation, on ne cherche pas à maintenir la quantité des hydrates de carbone au point où l'a portée l'appétit du malade, mais à établir par tâtonnements la ration la plus utilisable, la mieux adaptée aux exigences de la nutrition.

Du 31 mai au 6 juin, le régime comprend 1.500 à 1.700 grammes de pommes de terre (en moyenne 1.610 gr.) par jour; 625 grammes de viande; pas de pain; potage, légumes, fromage, lait, etc., comme auparavant. Pendant cette troisième semaine, la moyenne nychthémérale de la glycosurie (535 gr. 6), de la chlorurie (16 grammes), est inférieure à celle enregistrée du 27 au 30 mai, la diurèse reste sensiblement au même niveau (7.770), mais la densité (1.034[8]), l'azoturie (urée 54 gr. 29) et la phosphaturie (5 gr. 563 par vingt-quatre heures) ont augmentées. La quantité de boisson ingérée est un peu moindre (4 lit. 420). Poids, 47 kil. 300. Etat général sans grandes modifications.

En somme, quoique ces chiffres n'accusent pas d'aggravation, ils n'indiquent pas non plus une amélioration de tous les éléments, analogue à celle qui a coïncidé avec la première application du régime parmentier. Par suite ces résultats sont insuffisants; ils laissent craindre que la maladie, justifiant nos craintes, continue sa marche progressive et rebelle. D'où l'indication de soutenir l'organisme par des agents thérapeutiques et de restreindre les féculents tout en les donnant sous une forme de choix.

Du 7 au 13 juin, l'ingestion des pommes de terre est progressivement abaissée à 1.000 grammes (pendant trois jours), puis 850 grammes. 750 grammes, enfin 500 grammes la veille du départ. Moyenne, 840 grammes par jour (représentant de 300 à 330 grammes de pain ordinaire).

Le régime a compris de plus en moyenne 570 grammes de viande par jour, quelques œufs, légumes, fromage, café, lait, comme dans les périodes précédentes. Médicaments : 5 grammes de bicarbonate de soude, portés à 10 grammes le 9 juin ; 2 grammes extrait mou de quinquina en pilules.

La diurèse, la densité, surtout la glycosurie, bien que très élevées encore, subissent un fléchissement marqué. L'azoturie et la phosphaturie ne suivent pas ce mouvement favorable : l'urée, au contraire, est augmentée. Etat général stationnaire.

Moyenne nychtémérale des éléments urinaires pendant la dernière semaine (7-13 juin). Volume 6 l. 875. Réaction acide. D. 1.033 3. Urée 62 gr. 13. A. phosphorique 5 gr. 677. Chlorures 16 gr. 6. Sucre 382 gr.

13 juin. — Le mois de séjour payé par notre malade à l'Hôtel-Dieu étant terminé, P. A. rentre dans sa famille.

Malgré les résultats favorables obtenus pendant son séjour à l'hôpital, nous ne pouvions cacher la gravité de la situation aux parents et leur imposer un nouveau sacrifice pécuniaire, pour prolonger ce séjour, puisque traitement et régime pouvaient être continués à la campagne, sous la direction de M. le docteur Boudaut. P. A. quitte donc l'hôpital. A partir de ce moment, nous n'avons pas eu occasion de le revoir.

L'amélioration acquise persista quelque temps, après le

retour de P. A... dans sa famille; bientôt cependant la maladie reprenait sa marche et entraînait la mort l'année suivante, après des complications dont le docteur Boudaut retrace ainsi l'évolution :

« Après son retour de l'Hôtel-Dieu où M. le professeur Mossé avait fait part à la famille de la gravité du cas, notre malade passa quelques jours dans un bien-être assez intense. Son moral même avait repris une certaine vigueur. La famille découragée d'abord, reprit confiance et nous pria d'user de tout pour prolonger l'existence de son enfant. Dans ce but, nous avons eu recours à l'opothérapie pancréatique et hépatique, en faisant manger à notre jeune malade des foies et des pancréas directement prélevés et dans toute leur fraîcheur. Aucun effet bienfaisant ne s'est fait sentir; l'état du malade au contraire empirait. On amène le malade, le mois d'août suivant à Capvern, d'où l'on revient profondément découragé, convaincu que, du moment où tout est perdu, on doit laisser couler en paix et à l'abri de privations, les jours qu'il reste à vivre à ce jeune malheureux. Donc, plus de médication systématique. Calmer les souffrances, c'est tout ce qu'on demande. Le malade souffre, en effet, à ce moment, de violentes névralgies sciatique et occipitale que seule la morphine peut calmer. Le malade présenta par la suite du prurit génital, de la balanite, et enfin des phlegmons qui se développèrent un peu partout et que nous dûmes ouvrir tous au bistouri. Leur nombre ne fut pas inférieur à huit. Pendant ce temps, les forces déclinaient, l'amaigrissement devenait extrême et faisait peine à voir. Seule l'intelligence a conservé toute sa clarté jusqu'à la mort survenue dans un collapsus cardiaque (mai 1906). »

OBSERVATION V

(Inédite)

(Communiquée par M. le professeur Mossé. Résumée d'après les notes de M. le docteur Sarda, chef de Clinique médicale).

Diabète grave chez une fillette de 14 ans. — Evolution rapide. — Cataracte double. — Phlegmons suppurés. — Pansement au bicarbonate de soude. — Influence favorable du régime parmentier sur le syndrome diabétique.

Jeanne G..., 14 ans, atteinte de diabète grave et de cataracte double, adressée à la Clinique de M. le professeur Mossé par MM. les docteur de Micas, chef de clinique ophtalmologique, et J. Cabanié, de Pamiers, entre à l'hôpital, le 22 juillet 1903, salle Saint-Joseph, n° 7.

Antécédents héréditaires. — Grand'mère, 73 ans, nerveuse sans crises. Grand-père, décédé, pas de renseignements. Père mort à 41 ans à la suite d'un accident. Mère bien portante ; deux frères, l'un de 22 ans, l'autre de 12 ans, bien portants. Une sœur morte en bas-âge. Pas d'arthritisme évident dans la famille.

Antécédents personnels. — La malade a été nourrie au sein par sa mère. Rougeole vers l'âge de 3 ou 4 ans. Elle paraît assez intelligente et a reçu une instruction élémentaire. Elle n'est pas encore réglée.

Maladie actuelle. — Au mois de septembre 1901, c'est-à-dire il y a près de deux ans, la malade serait tombée dans un escalier et aurait reçu un coup assez violent au niveau de la nuque. Elle ne perdit pas connaissance mais depuis cette époque son tempérament aurait changé ; ses forces ont beaucoup diminué, elle est devenue sujette à de fréquentes faiblesses. Puis une soif intense s'est montrée d'abord sans augmentation sensible de l'appétit.

Un médecin est consulté ; après quelques essais thérapeutiques, aussi infructueux les uns que les autres, on soumet les urines à l'analyse, en février 1903 et l'on constate 75 gr. de glycose par litre. A ce moment la polyphagie et la polyurie sont très caractérisées. La malade urine de quatre à cinq litres pendant la nuit, présente un peu d'incontinence nocturne.

Elle pèse alors 31 kilos. Uu régime assez rigoureux se rapprochant de celui de Cantani, est prescrit. Jeanne G... le suit depuis cette époque et le supporte bien.

Une analyse d'urine ultérieure ne décela plus que 54 gr. de glycose par litre. Les urines étaient toujours très abondantes : cinq à six litres par 24 heures ; Polydipsie et polyphagie très marquées. J. G.., buvait sept à huit litres de liquide par jour et mangeait continuellement sans jamais être rassasiée. L'amaigrissement cependant faisait de rapides progrès et, en quelques mois, entraînait une perte de plusieurs kilos. A cette souffrance de la nutrition générale se joignent bientôt une fatigue extrême, des douleurs dans les mollets, de la carie dentaire, du ballonnement du ventre et des coliques violentes sans vomissements ni diarrhée.

En avril 1903, Jeanne G... sentit sa vue faiblir, surtout du côté droit, néanmoins elle pouvait encore travailler, enfiler ses aiguilles.

Au mois de mai, la vue n'est plus suffisante pour lui permettre de lire. L'œil gauche, à son tour, s'affaiblit, *et, en trois semaines, la cécité est à peu près complète.*

M. le docteur de Micas, consulté, pose le diagnostic : cataracte diabétique double. La malade est encore soignée un certain temps chez elle, mais l'amélioration ne se faisant pas sentir, ses parents, sur les conseils de MM. les docteurs de Micas et J. Cabanié, se décident à demander son admission à l'Hôtel-Dieu de Toulouse.

Etat au moment de l'entrée (22 juillet 1903). — Agée de 14 ans 1/2, petite pour son âge, blanche, émaciée, Jeanne G... offre à peine l'aspect extérieur d'une enfant de 11 à 12 ans. Les traits sont tirés, le facies pâle, la physionnomie reflète la souffrance. Les lèvres, les gencives, les conjonctives sont assez colorées. L'amaigrissement notable fait contraste avec le volume de l'abdomen très ballonné. Poids, 29 k. 500.

La malade n'est pas encore réglée et ne présente aucun des signes annonçant une puberté prochaine. Membres grêles. La peau remarquablement sèche ne présente pas d'éruptions.

Appareil digestif. — Langue un peu rouge ; légère gingivite ; beaucoup de dents manquent.

La polyphagie est très marquée. Le *quatrième degré,* c'est-à-dire le maximum de ce qui est accordé comme régime aux adultes à l'hôpital, est insuffisant pour cette enfant ; on est obligé d'ajouter du pain, de la viande et des légumes à sa ration. La malade prend 550 grammes de pain pendant plusieurs jours. La polydipsie est très accentuée aussi. Jeanne G... ingère dans la journée et dans la nuit de 6 à 7 litres 1/2 de liquide. Elle digère bien et ne ressent aucune gêne, bien que l'on trouve l'estomac un peu dilaté.

Le ventre très ballonné n'est point douloureux. Réseau veineux sous-cutané très développé. Il n'y a ni diarrhée ni constipation. Pas d'hémorroïdes.

Le *foie* paraît un peu augmenté de volume, il dépasse d'un léger travers de doigt le rebord inférieur des fausses côtes. Il n'est pas douloureux.

La *rate* n'est pas augmentée de volume.

Le *cœur* n'est pas hypertrophié ; il ne présente pas de souffle organique. Léger souffle méso-systolique un peu au-dessus de la pointe. Il n'existe pas de frémissement cataire et il n'y a rien d'anormal à noter à l'auscultation des gros vaisseaux.

Le *pouls* est un peu dur, tendu : 80 à 90 pulsations, pas d'intermittences.

Du côté de l'appareil respiratoire pas de symptômes morbides à noter : pas de submatité, pas de râles, pas de modifications du rythme respiratoire. Pas de toux, pas d'expectoration.

Système nerveux. — La malade n'a jamais été très nerveuse. Intelligence et mémoire sont parfaitement conservées. Les forces sont très diminuées. L'échelle de pression du dynamomètre enregistre 17 pour la main droite ; 15 pour la main gauche. La marche est très pénible ; monter les escaliers est une grande fatigue pour la malade.

Sensibilité à la chaleur, à la douleur, au contact très bien conservée. Pas d'hypéresthésie. Réflexes cutanés normaux, Réflexes muqueux légèrement diminués surtout le réflexe pharyngien. Réflexes tendineux abolis. On n'a jamais pu provoquer le réflexe rotulien.

Rien à signaler du côté des organes génitaux ni des

organes des sens : odorat, goût, ouïe. Seule, la vue est atteinte. Les paupières, la cornée et l'iris sont normaux. Il existe une cataracte double qui entraîne une cécité à peu près complète. Toutefois, la malade se rend compte si elle se trouve dans une pièce éclairée ou obscure et peut jusqu'à 40 centimètres reconnaître le blanc du noir, mais elle ne peut se conduire.

Syndrome urinaire. — Polyurie et pollakiurie très fréquente, aussi bien le jour que la nuit. En vingt-quatre heures, excrétion au moins de 5 à 6 litres d'urines claires, sans dépôt, fortement chargées de sucre. Pas d'albumine.

A partir du jour de l'entrée, l'analyse des urines est régulièrement pratiquée au laboratoire ; les résultats obtenus sont inscrits sur un graphique traduisant la courbe de chaque élément du syndrome urinaire et les modifications provoquées sous l'influence du traitement.

Du 23 au 28 juillet. — Afin de déterminer tout d'abord l'allure propre du diabète en dehors de toute influence thérapeutique, la malade est laissée pendant une semaine au régime ordinaire des convalescents adultes de l'hôpital (c'est-à-dire au quatrième degré. Celui-ci qui comporte pour les femmes : une ration de 400 grammes de pain, est insuffisant ; la quantité de pain ingérée, en moyenne, quotidiennement pendant ces six jours est de 550 grammes. La diurèse et la glycosurie affectent une marche ascendante, *la moyenne* de l'urine excrétée, en vingt-quatre heures pendant cette période d'essai, a atteint 7 l. 150 ; celle du sucre 495 grammes. La soif, mesurée par la quantité de boisson, a exigé 6 litres de liquide le lendemain de l'entrée de la malade à la clinique.

Le 29 juillet. — On institue le régime parmentier mixte ;

afin d'habituer la malade à la suppression du pain, celle-ci n'est d'abord que partielle : pommes de terre (bouillies) 900 grammes, 175 grammes de pain. Alimentation ordinaire mixte.

Grande amélioration immédiate du syndrome urinaire.

Le 30 juillet. — La diurèse qui était la veille de 9 l. 300, tombe à 5 l. 500 et la glycosurie, de 606 grammes, tombe à 330 grammes. La soif diminue beaucoup : boisson 4 litres et demi.

Le 31 juillet. — Plus de douleurs abdominales. Boisson, 3 litres et demi. L'analyse révèle la présence d'acétone (0 gr. 169) dans l'urine du jour précédent.

Le pain est supprimé et la ration quotidienne de parmentières est portée à 1 k. 500 à partir du 4 août. Régime très bien supporté. Pas de coliques. La glycosurie reste voisine du niveau où elle est tombée.

Le 4 août. — L'haleine répand une odeur acétonémique marquée,

Pendant tout le mois d'août le régime est bien toléré, le graphique permet de suivre la décroissance générale de la courbe de la diurèse et de la glycosurie et leurs passagères exacerbations. Malgré ce fléchissement, la quantité du sucre est encore fort élevée de façon absolue, 250 grammes à 300 grammes environ dans les vingt-quatre heures. Aussi l'état général reste-t-il assez précaire. Légère submatité au sommet droit, respiration dure, expiration prolongée (10 août). En outre de ces symptômes inquiétants, il s'est produit plusieurs fois, dans le courant du mois, de violentes coliques qui ont obligé la malade à garder le lit. Insomnie habituelle.

Le 10 août. — Poids, 3o kilos.

Du 1er au 15 septembre. — Retour à l'alimentation au pain (400 grammes par jour jusqu'au 9 septembre : 600 gr.

par jour du 9 au 15). Comme médicament destiné à relever les forces de la malade, on prescrit 0,02c d'arrhénal. L'ingestion du pain coïncide une fois de plus avec une poussée agressive du diabète. Coliques violentes, diarrhée plus fréquente. La polyphagie et la polydipsie augmentent, ainsi que la quantité d'urine.

Le 9 septembre Jeanne G... élimine 9 l. 700 d'urine et 716 grammes de sucre. Ces chiffres extraordinaires observés chez une enfant de cet âge diminuent les jours suivants, mais le taux du sucre éliminé reste encore voisin de 600 grammes.

Le retour à l'alimentation aux pommes de terre (1.500 gr. par jour, du 15 au 30 septembre), sans autre changement dans l'alimentation générale, amène une détente, très sensible. La malade élimine cependant encore, en moyenne, pendant cette période, 6 litres d'urines et 340 grammes de glycose par jour. L'état général se maintient à peu près stationnaire jusqu'à la fin du mois de septembre.

Du 30 septembre au 5 octobre, formation d'un abcès profond, très douloureux, dans la région externe et moyenne de la cuisse droite ; le 7 octobre une ponction exploratrice avec la seringue de Pravaz ramène un pus épais, de couleur café au lait, ne contenant pas de bacille de Koch. Une large incision pratiquée par M. le professeur Cestan, donne issue à une abondante quantité de pus profondément situé et conduit sur le fémur.

Pansement iodoformé, drainage. Pas de tendance à la cicatrisation ; élimination de nombreux filaments et petits lambeaux de tissu conjonctif sphacélé. Prostration croissante, lenteur dans les réponses, difficulté d'associer les idées.

Menace de coma diabétique. Le 15 octobre, température : 38° 4 ; pouls : 128, odeur acétonurique ; notable proportion d'acétone dans les urines. Nous décidons alors de substituer le pansement bicarbonaté (1) au pansement à l'iodoforme et au sublimé, lavage à l'eau oxygénée (déjà utilement employée depuis quelques jours). Comme médication interne : 20 grammes de bicarbonate de soude, 0,40c de quinine, 2 grammes d'extrait mou de quinquina Continuation de l'alimentation aux parmentières qui introduit les alcalins utiles dans l'organisme. Pour satisfaire à la demande du malade, on ajoute cependant 50 gr. de pain.

Amélioration rapide de l'état général et bientôt amélioration de l'état local. — La plaie bourgeonne, change d'aspect, tend vers la cicatrisation, très heureusement modifiée sous l'influence du nouveau mode de pansement, du régime et de la médication générale.

La glycosurie toujours abondante, ainsi que la diurèse, subissent des oscillations nombreuses et étendues sous l'influence des complications actuelles.

Quelques jours, plus tard, alors que la période de répit obtenue chez cette pauvre enfant, semblait devoir s'accentuer de façon encourageante, une douleur se montrait au coude gauche, puis peu de jours après, au niveau de l'angle inférieur de l'omoplate du même côté. La tuméfaction, puis la suppuration annoncée par la fluctuation vague, sensible au niveau de l'omoplate, prouvaient l'évidence, en ces points d'accidents de même nature que la suppuration de la cuisse, c'est-à-dire très graves. Il ne nous

---

(1) Cf. Mossé. Le pansement alcalin au bicarbonate de soude chez les diabétiques. (Communication à la Société de médecine et chirurgie de Toulouse (1905).

fut pas donné d'en suivre l'évolution. La malade ne voyant pas se produire l'amélioration de son état désire rentrer chez elle. Emmenée par ses parents, elle succombe quelques semaines après sa sortie de l'hôpital.

OBSERVATION VI

(Inédite)

(Due à l'obligeance de M. le docteur Séran)

Diabète grave chez un enfant de deux ans et demi.

Antécédents héréditaires. — Le père est un homme très arthritique. Il présente une calvitie très développée et a des nodosités caractéristiques aux articulations des doigts des mains. La mère est très nerveuse. Il n'y a pas eu de diabète dans la famille.

Marie-Jeanne C..., âgée de deux ans et demi s'était toujours bien portée, jusqu'à un séjour qu'elle fit au bord de la Méditerranée, près de Palavas. Là, elle mangea de grandes quantités de raisins qui provoquèrent une entérite assez intense. C'est dans ces conditions que la famille ramena son enfant à Toulouse, au mois de septembre 1907, et qu'elle sollicita les soins du docteur Trasi. L'entérite ne céda pas complètement au traitement habituellement utilisé en pareil cas. Le mauvais état des fonctions digestives et intestinales durait encore, un mois et demi après, quand on s'aperçut que la jeune malade se mettait à boire et à uriner en quantité tout-à-fait anormale. Le docteur Trasi, pensant à un diabète possible, conseilla d'analyser les urines. Cette analyse, faite par un pharmacien de la ville, confirma le diagnostic et un traitement rigoureux fut institué. On bannit le pain, les légumes et tous les féculents, excepté quelques pommes de terre, et on institua le régime carné dans toute sa rigueur. On donna aussi du bicarbonate de soude et de l'antipyrine. Le docteur Trasi ne cachait pas à la famille la gravité du pronostic. Les symptômes d'entérite s'accrurent et, en l'absence du docteur Trasi, la famille fit appel au docteur Séran, qui le remplaçait, et lui cacha d'abord ces circonstances, le mettant à même d'établir un nouveau diagnostic. Le docteur Séran, constatant l'odeur d'acétone que dégageait l'haleine de l'enfant, pensa au diabète et cette pensée se vit fortifiée par la connaissance des symptômes, polyurie et polydipsie, que présentait la malade. Une analyse d'urine conseillée fut faite et amena la constatation de 58 grammes de glycose pour l'urine des vingt-quatre heures (18 décembre 1907). Le diagnostic du docteur Séran venant confirmer celui du docteur Trasi, la famille fournit tous les renseignements nécessaires.

Le docteur Séran se trouvait en face d'une jeune enfant légèrement amaigrie, dont la soif et la faim étaient augmentées, et qui présentait des phénomènes d'entérite très marquée. Il conseilla de modifier le régime. Il ordonna du lait, des bouillies de farine de froment, des bouillies de farine d'avoine, des purées de légumes secs, et supprima l'usage de la viande. D'un autre côté, il maintint l'usage du bicarbonate de soude, mais supprima l'antipyrine. Il donna du benzo-naphtol et fit faire des lavages intestinaux. 15 jours après, les phénomènes d'entérite avaient cédé complètement ; l'enfant se trouvait mieux et n'avait plus d'odeur d'acétone dans l'haleine, seule la soif exagérée persistait. Les langes sont simplement humides au lieu d'être mouillés et empoissés comme auparavant. L'analyse des urines n'accusait plus que 40 grammes de glycose pour les 24 heures.

M. le docteur Séran conseilla alors le régime lacté

exclusif, deux litres de lait par jour et l'addition de lactose dans le lait avec bicarbonate de soude et bétol (ce dernier médicament a été pris jusqu'à la fin de la maladie). Il ordonna, de plus, une potion à l'arseniate de soude et à l'extrait thébaïque, avec un peu de noix vomique pour éviter l'effet trop dépressif de ce dernier médicament chez un enfant de deux ans et demi.

Le 8 février 1908, la malade présentait un état général assez bon; il n'y avait pas d'amaigrissement; le glycose était tombé à 30 grammes par vingt-quatre heures pour deux litres et demi d'urine.

La famille persistait à tenir l'enfant, malgré les avis du docteur Seran, dans une atmosphère chaude et humide, renfermée et méphitique.

La médication fut continuée.

Le 11 février, la mère qui portait son enfant fit une chute assez grave dans l'escalier, mais l'enfant ne fut pas blessé. Une analyse faite quelques jours après montra que, si la quantité des urines n'avait pas augmenté (2 lit. 1/2), le glycose était remonté au taux de 55 grammes pour les vingt-quatre heures. Le même traitement est continué.

Le 2 mars, l'enfant tombe dans le feu et présente des brûlures de la main qui se cicatrisent et guérissent les jours suivants. Une analyse faite à ce moment révèle 62 grammes de glycose pour l'urine des vingt-quatre heures. Le même traitement est suivi, on ajoute de l'eau de Vals perle n° 7. L'amaigrissement de la malade, qui a commencé vers la fin du mois de février, est assez notable. Une analyse des urines, faite le 11 mars, constate que la quantité de glycose est toujours élevée (60 grammes pour les vingt-quatre heures), mais de plus on constate la présence d'albumine et d'acétone. L'enfant décline rapidement. Bientôt il présente de l'œdème des membres inférieurs sans anasargue, puis une dyspnée progressive s'établit. L'haleine présente une très forte odeur d'acétone. Les mouvements respiratoires se ralentissent ; la petite malade, devenue inerte, tombe dans le coma le 20 mars et meurt le lendemain.

OBSERVATION VII

(Inédite)

Due à la bienveillance de M. le docteur E. Sorel qui en a retardé la publication jusqu'à ce jour, en raison de l'incertitude où il est resté sur l'étiologie.

Cas de diabète grave chez un enfant de 10 ans.

Au mois de juillet 1905, M. le docteur Sorel fut appelé auprès d'un jeune garçon de 10 ans, dont il venait de soigner le père pour appendicite. L'enfant venait de s'aliter et se trouvait dans un état de somnolence qui semblait anormal aux parents. L'enfant réveillé par le docteur répondit difficilement aux questions posées, et retomba bientôt dans cet état de torpeur qui avait justement inquiété la famille. Le jeune X..., a, paraît-il, beaucoup maigri depuis trois mois; il n'a pas eu de fièvre; le pouls est faible mais régulier, l'auscultation ne révèle ni lésion cardiaque, ni affection pulmonaire. Les fonctions digestives se sont jusqu'à ces derniers jours régulièrement accomplies. Mais actuellement, l'enfant consent à peine à avaler quelques gouttes de liquide; il n'y a pas de diarrhée; la palpation de l'abdomen fait constater de multiples tumeurs que l'on aurait pu prendre pour des scybales si l'intestin ne s'était régulièrement vidé et qui persistèrent après un purgatif. Ces masses de volume variable, quelques-unes atteignant celui d'un abricot, parurent être des ganglions hypertrophiés, probablement tuberculeux, vu l'amaigrissement qu'avait subi l'enfant depuis trois mois.

En étudiant de plus près l'état demi-comateux dans lequel l'enfant était plongé, le docteur Sorel retrouva certains caractères du coma diabétique : une haleine à odeur caractéristique et une respiration dont le rithme rappelait celui décrit par Küssmaul. Les parents interrogés, apprirent que l'enfant paraissait fondu depuis trois semaines, qu'il urinait fréquemment et en quantité ; la remarque en a été faite à l'école ; l'instituteur, de plus, avait dû réprimander l'enfant qui buvait à la fontaine, malgré sa défense. L'examen des urines montra une réduction des plus nettes de la liqueur de Fehling ; il y avait glycosurie. Les circonstances, l'évolution rapide de la maladie, n'ont pas permis d'autres recherches. M. le professeur Bézy, appelé en consultation, confirma le diagnostic de coma diabétique. L'enfant tombé dans un état d'abattement profond, mourut trois jours après. L'absence d'autopsie a empêché de vérifier s'il n'y avait pas une tuberculose du pancréas.

OBSERVATION VIII

(Inédite)

Due à l'obligeance de M. le docteur Santelli.
(Montreuil-l'Argillé. — Eure).

Diabète chez un enfant de 7 ans

Antécédents héréditaires. — Le père, la mère et les parents de l'enfant sont bien portants ainsi que ses frères et sœurs. On ne retrouve aucun cas de diabète chez les ascendants et les collatéraux.

L'enfant a toujours été bien portant.

Quelque temps avant de tomber malade, l'enfant a reçu une correction assez violente de la part de l'instituteur : celui-ci l'a frappé à plusieurs reprises sur la tête avec une règle. Il en est résulté une commotion nerveuse telle, que l'enfant a uriné immédiatement dans ses culottes et est rentré chez lui en proie à une excitation nerveuse violente.

C'est au mois d'avril 1906 que la mère a remarqué que son enfant était moins en train que d'habitude :

« Il a du mal à se lever le matin pour aller à l'école ; il se fatigue très facilement et se plaint de faiblesse dans les jambes ; il a les yeux battus ».

Cependant, l'état général se maintient et l'appétit est plutôt augmenté.

On conduit l'enfant au médecin de la localité qui se perd en conjectures sur la cause réelle des troubles éprouvés par le petit malade, et finit par dire à la mère qu'il faudrait peut-être le surveiller pour se rendre compte s'il n'aurait pas contracté des habitudes vicieuses.

La mère finit par faire une découverte qui met sur la voie du vrai diagnostic : elle remarque un jour que son enfant a le bas de son tablier mouillé. Intriguée de ce fait, elle presse ce dernier de questions et elle finit par lui faire avouer que, torturé par une soif insupportable et n'osant pas demander tout le temps à boire de peur d'être grondé, il a profité d'un moment d'inattention pour boire dans un seau d'eau qui se trouvait par terre dans la maison.

On fait part de ce fait au médecin de la famille qui, soupçonnant cette fois la présence de glycose dans l'urine de l'enfant, conseille à la famille de faire faire une analyse de l'urine par un pharmacien. L'analyse est faite le 4 juin et donne les résultats suivants :

Quantité d'urine des 24 heures, 2 litres.
Glycose, 158 gr. 92 (79 gr. 46 par litre).

Ce médecin prescrit un traitement au sujet duquel nous n'avons pu avoir de renseignements.

Une nouvelle analyse faite le 31 juillet accusait l'augmentation de la glycose :

Quantité d'urine émise en 24 h., 2 litres.
Glycose, 178 gr. 40 (89 gr. 20 par litre).

C'est après avoir pris connaissance de cette dernière analyse, que les parents conduisent le petit malade au Docteur Santelli. L'enfant paraît grand et bien développé pour son âge ; il a seulement une exophtalmie assez prononcée. Le cœur et le poumon paraissent sains à l'auscultation. On prescrit le traitement suivant :

Prendre, trois fois par jour, un des cachets suivants :

Analgésine, 0,20 centigr.
Bicarbonate de soude, 0,50 centigr.

Prendre deux cuillerées à bouche par jour de la solution suivante :

Glycérophosphate de chaux, 10 gr.
Eau distillée, 300 gr.

Comme régime alimentaire, on conseille le régime habituel (interdiction absolue des aliments sucrés, des féculents et, en particulier, du pain que l'autre médecin avait toléré, et conseil de le remplacer par des pommes de terre cuites au four, d'après la méthode préconisée par M. le professeur Mossé, de Toulouse.

On ramène l'enfant le 31 août au docteur Santelli. L'analyse d'urines faite le 25 août accuse une diminution de la glycose.

Quantité d'urine émise en vingt-quatre heures, 2 litres ; glycose, 153 gr. 32 (76,66 par litre).

Ce docteur fait continuer le même traitement et le même régime. L'enfant lui est ramené à la fin du mois de septembre. L'analyse des urines faite la veille accuse une légère diminution de glycose (75 gr. 6 par litre).

Le malade a été perdu de vue par le docteur Santelli qui nous a appris de plus que les parents étaient bien portants à tous points de vue et qu'il n'avait relevé aucun cas de diabète ou affection nerveuse dans la famille. D'autre part, répondant à l'objection que nous lui avons faite que la quantité d'urine était toujours 2 litres, il nous a répondu que cette quantité, sans être absolument véridique, était voisine de la réalité et qu'il n'y avait pas eu de polyurie notable.

OBSERVATION IX

(Inédite)

(Due à l'obligeance de M. le docteur Améric)

Enfant de 3 ans. Glycosurie légère. Guérison

Père et mère en bonne santé. Le jeune F..., âgé de 3 ans, venait d'avoir la rougeole, quand sept jours après, le 22 décembre 1897, M. le docteur Améric, constatant que le jeune convalescent avait une haleine dont l'odeur rappelait celle des pommes reinettes ou de l'acétone, conseilla aux parents de faire analyser les urines. Ce conseil ne fut point suivi tout d'abord; ce n'est que quelques jours après, sur les instances du docteur Améric qui avait alors reconnu quelques autres symptômes du diabète, que les urines furent confiées à un pharmacien de la ville qui y découvrit 4 grammes de glycose par litre. M. le docteur Améric, devant la rareté et l'intérêt du cas, se fit adjoindre M. le docteur Bézy et ils instituèrent une médication et un régime au sujet duquel nous n'avons pu avoir aucun renseignement. La quantité de glycose atteignit par la suite 7 grammes par litre et diminua ensuite progressivement.

A partir du 12 février 1898, les analyses restèrent négatives. Depuis lors, l'enfant s'est bien porté et vit encore en bon état de santé (1908).

La glycosurie avait duré cinquante-deux jours et avait été accompagnée des symptômes suivants : odeur acétonémique de l'haleine, léger essoufflement. Polyurie et polydipsie notables.

OBSERVATION X

(Inédite)

Notes communiquées par M. le docteur Mossé

Dans le courant du mois de juillet 1899, la jeune Anna M..., âgée de 14 ans, de la Bastide-du-Salat, s'est présentée à la consultation gratuite de l'Hôtel-Dieu.

Cette enfant, dont les parents ont une très modeste position à la campagne, est petite pour son âge (taille $1^{m}50$) et amaigrie ; elle ne pèse que 36 kilos. Elle est fatiguée et faible depuis quelque temps. Comme elle urinait et buvait beaucoup le médecin consulté soupçonna le diabète ; une analyse faite par M. Fages, ancien interne des hôpitaux de Toulouse, pharmacien à Salies-du-Salat, a confirmé ce diagnostic.

Malgré le traitement institué, la malade ne reprit pas des forces et les parents se décidèrent à venir à la consultation de l'Hôtel-Dieu, à Toulouse.

Les signes classiques ordinaires, l'analyse extemporanée de l'échantillon d'urine apportée, faite au laboratoire de la clinique, montre que la glycosurie est abondante : la réduction de la liqueur de Fehling est très rapide et très caractérisée.

Bien qu'il soit difficile aux parents de soigner leur petite malade chez eux, ils ne veulent pas la laisser, malgré nos conseils et malgré la gravité du pronostic que l'on laisse entrevoir. Le traitement et la diète ordinaires sont prescrits (Nous étions encore aux débuts de nos recherches).

Nous n'avons pu, pendant longtemps, avoir des nouvelles de Anna M. Grâce à M. Fages, nous avons appris que la malade avait été soignée par M. le docteur Sarlabous, qui avait reconnu le diabète et que la mort n'avait par tardé à survenir dans le coma trois mois après.

Quatre analyses d'urine ont été pratiquées ; trois ne portaient que sur un échantillon :

5 juin, glycose, 27 gr. 50 par litre.
18 juin, — 38 gr. 50 —
24 juin, — 29 gr. 70 —

La quatrième, à la date du 1er juillet, portait sur l'urine des vingt-quatre heures :

Volume, 7 l. 500 ; glycose, 29 gr. 70 par litre ; 222 gr. 75 par vingt-quatre heures.

Réflexions. — Bien que la relation précédente soit très succincte et que nous n'ayons pu avoir sur ce cas de diabète chez l'adolescent que quelques notes sommaires plutôt qu'une vraie observation, nous l'avons rapportée à côté des précédentes.

Elle présente un exemple de plus de l'intensité de la polyurie et de la glycosurie du diabète des jeunes sujets (urines, 7 l. 500 en vingt-quatre heures, chez un sujet de 14 ans pesant 36 kilos brut) et de la rapidité de l'évolution fatale.

CONCLUSIONS

1° Tous les cas de diabète chez les enfants et les adolescents ne sont pas, comme certains auteurs l'ont pensé, sous la dépendance d'une lésion histologique du pancréas; très fréquemment cette glande a été retrouvée saine aux autopsies ;

2° Chez l'enfant et chez l'adolescent comme chez l'adulte il existe, à côté du diabète pancréatique rapidement fatal, d'autres variétés de diabète, particulièrement le diabète dit arthritique ou constitutionnel relevant d'un trouble général de la nutrition susceptible de transmission héréditaire, en un mot d'origine diathésique ; son évolution est d'ordinaire beaucoup moins précipitée;

3° Les commotions physiques, l'ébranlement nerveux (traumatisme, fortes émotions), paraissent avoir une influence réelle sur l'apparition du diabète infantile. On leur attribue souvent le rôle étiologique prépondérant dans les observations publiées ; leur influence est peut-être essentielle dans les cas relevant de traumatismes variables.

Avant de conclure à l'existence d'un diabète nerveux, le médecin doit cependant analyser soigneusement les conditions pathogéniques capables d'avoir préparé ou déterminé l'apparition du syndrôme diabétique avant l'accident initial incriminé (antécédents héréditaires, diabète, arthritisme chez les ascendants etc.);

4° Chez les enfants et les adolescents, comme chez les adultes, on observe des périodes de rémission, d'amélioration ou d'aggravation dans la marche du diabète (V. obs. II.);

5° La gravité et la rapidité de l'évolution dépendent de plusieurs facteurs : variété du diabète âge du malade, régime. Toutes choses égales d'ailleurs, on peut dire que la gravité varie en raison inverse de l'âge, c'est-à-dire, des forces de résistance totale déjà acquise par l'organisme du sujet frappé;

6° Chez les enfants et les adolescents encore plus que chez l'adulte, la ration des albuminoïdes au cours du diabète doit être étudiée et surveillée; le régime carné exclusif ou prépondérant prédispose aux entérites et accidents intestinaux qui constituent un facteur d'aggravation particulièrement grave dans le jeune âge. Le lait est un aliment recommandable chez eux. L'opothérapie n'a pas donné de résultats encourageants à la clinique de M. le professeur Mossé.

7° La quantité et la qualité des aliments hydrocarbonés utiles à un jeune diabétique doivent être réglées d'après la tolérance du malade : celle-ci varie avec les individus, avec les hydrocarbonés, avec les circonstances accidentelles et parfois suivant l'époque de la maladie; elle sera donc toujours surveillée;

8° Il importe d'établir une classification, parmi les hydrocarbonés alimentaires; ceux de la pomme de terre, puis ceux de l'avoine, du riz doivent être placés en première ligne : le pain est un aliment nocif dans le régime diabétique et son remplacement par les pommes de terre a eu les meilleurs effets : l'équivalence de ration alimentaire est dans la proportion de deux et demi à trois de pommes de terre pesées crues pour un de pain.

La pomme de terre apporte, outre un amidon mieux utilisé que celui du pain, des sels organiques de potasse qui agissent comme éléments de cure alcaline. Nous avons observé, au cours du régime parmentier, la diminution de la soif, de la diurèse, de la glycosurie: l'état général, les forces, le caractère, sont heureusement améliorés. Le régime parmentier peut être bien et longtemps toléré. Il nous paraît devoir être essayé toutes les fois que le pain est déjà compris dans l'alimentation des diabétiques en proportions capables d'entrer en ligne de compte du bilan nutritif.

En cas d'intolérance, le régime parmentier sera

diminué ou interrompu ; chez les très jeunes diabétiques, le lait et les bouillies paraissent convenir exclusivement, on se trouvera bien de bouillies de pommes de terre, de farine d'avoine, de riz.

Les aliments gras, dont la transformation en glycose dans l'organisme est particulièrement difficile et dont le pouvoir thermogène est considérable, doivent être utilisés largement, mais on doit surveiller leur emploi pour qu'ils ne produisent aucun trouble gastrique et on doit les supprimer aux premiers signes d'intoxication acétonémique.

9° Les pansements stérilisés au bicarbonate de soude, les pansements aseptiques et l'eau oxygénée doivent être préférés aux antiseptiques pour le pansement des plaies des diabétiques jeunes. Chez ceux-ci, les antiseptiques provoquent, en effet, l'intoxication plus facilement que chez l'adulte, et doivent être très surveillés.

BIBLIOGRAPHIE

N. B. — En outre des traités classiques non indiqués ici et en outre des notices bibliographiques annexées aux thèses suivantes. qui nous ont servi de répertoire et que l'on pourra consulter, nous pouvons ajouter la liste des ouvrages suivants :

Mlle Bieloousssoff. — Le diabète sucré chez les enfants. *Thèse de Paris*, 1894.

Bezy (P.)., professeur de Clinique infantile à la Faculté de Toulouse. — L'enfant : organes du nouveau-né, leurs fonctions pendant l'enfance, la croissance.

Bouchard. — Les maladies de la nutrition.

Caillol (J.). — Le diabète sucré chez les enfants. *Thèse de Montpellier*, 1900.

Colombier. — Le régime parmentier dans les diabètes avec albuminurie. *Thèse de Toulouse*, 1905.

Comby. — Maladies des enfants.

Gauthier (A.). — L'alimentation chez l'homme.

Griffouillère. — Du diabète hydrurique et de ses rapports avec le diabète sucré. *Thèse de Toulouse*, 1898.

Labbé (M.). — Hyperglycemie et hyperglycistie. *Revue de Médecine*, août 1897.

Lafon (G.), professeur à l'Ecole Vétérinaire. — Recherches expérimentales sur le diabète et sur la glycogénie. *Thèse de Toulouse*, 1906.

LANCEREAUX. — D'une forme de diabète sucré chez les adolescents liée à l'aplasie pancréatique. *J. de Méd. int.*, 1898, page 142.

LANGSTEIN. — Rapports du diabète et de l'entérite chez les enfants. *Presse Médicale*, 22 février 1905.

LAZARD (L.). — Contribution à l'étude du diabète sucré chez les enfants. *Thèse de Paris*, 1907.

LEHNOF. — Sur un cas de diabète chez un enfant de trois ans. *Presse Médicale*, 17 août 1898, page 57.

LINOSSIER. — La ration d'albuminoïdes dans le diabète.

LEROUX (H.). — Etude sur le diabète sucré chez les enfants. *Thèse de Paris*, 1880.

LÉPINE. — Traitement du diabète.

LÉPINE. — Régime dans le diabète.

MOUSSOUS. — Un cas de diabète. *Journal de Médecine de Bordeaux*, 1893.

MOSSÉ (A.), professeur à la Faculté de Toulouse. — Le diabète et l'alimentation aux pommes de terre, *Paris*, 1903.

MOSSÉ (A.). — Remarques sur la valeur seméiologique du taux de la glycosurie dans le diabète, VIe Congrès de Médecine, *Toulouse*, 1902.

MOSSÉ (A.). — Recherches cliniques et expérimentales sur l'excrétion urinaire dans les accès palustres. Académie de Médecine, 1888. *Revue de Médecine*, 1889. Congrès de Moscou, 1897.

MOSSÉ (A.). — Etat actuel de l'opothérapie. Rapport au VIe Congrès de Médecine de Montpellier 1898.

PRADINES. — Contribution à l'étude du traitement du diabète. *Thèse de Toulouse*, 1896.

REDON (J.-E.). — Du diabète sucré chez l'enfant. *Thèse de Paris*, 1877.

Rojas (E.).— Contribution à l'étude du diabète sucré chez l'enfant. *Thèse de Paris*, 1887.

Thadée. — Contribution à l'étude de l'urologie chez les enfants de deux à dix ans. *Thèse de Toulouse*, 1898.

West. — Leçons sur les maladies des enfants. Traduction Archambault.

Imprimerie Ouvrière, rue Bayard, 53, Toulouse.

www.ingramcontent.com/pod-product-compliance
Ingram Content Group UK Ltd.
Pitfield, Milton Keynes, MK11 3LW, UK
UKHW020121200726
13856UKWH00002B/656

9 782012 474789